fuß reflexzonen massage

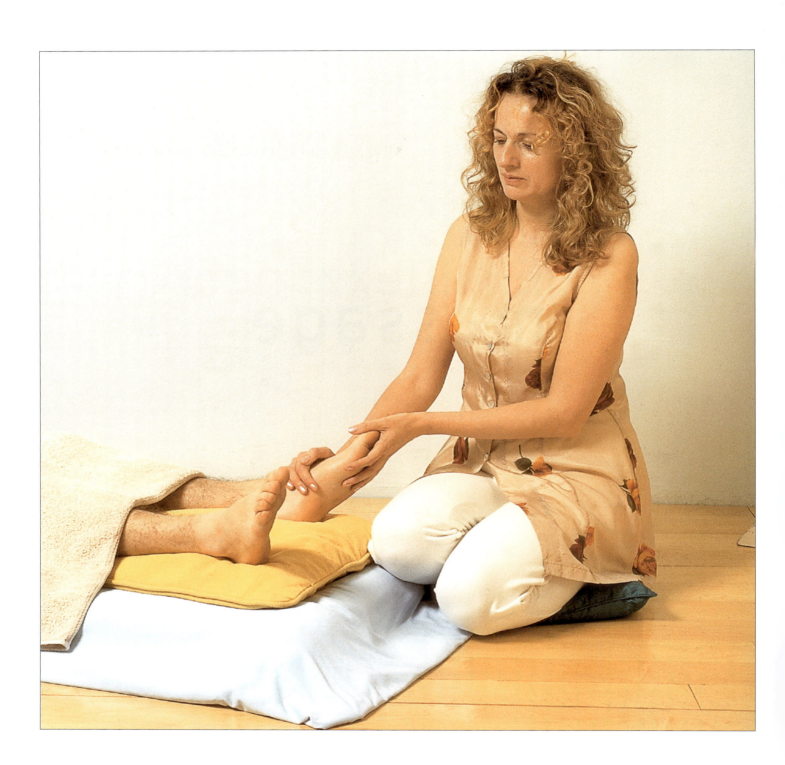

Denise Whichello Brown

fuß
reflexzonen
massage

Alle Techniken Schritt für Schritt

BELLAVISTA

Der Inhalt dieses Buches wurde von Verlag und Autor mit aller Sorgfalt zusammengestellt. Eine Garantie kann jedoch nicht übernommen werden. Der Autor, der Verlag und seine Beauftragten schließen eine Haftung für etwaige Personen-, Sach- und Vermögensschäden aus.

© Quantum Books Ltd
© der deutschsprachigen Ausgabe:
Bellavista, ein Imprint der Karl Müller Verlag GmbH, Köln 2004
www.karl-mueller-verlag.de

Alle Rechte vorbehalten.
Kein Teil des Werks darf in irgendeiner Form (durch Fotokopie, Mikrofilm oder ein ähnliches Verfahren) ohne die schriftliche Genehmigung des Verlags reproduziert oder unter Verwendung elektronischer Systeme verarbeitet, vervielfältigt oder verbreitet werden.

Titel der Originalausgabe: Reflexology – A practical introduction
Übertragung aus dem Englischen: Claudia Gliemann

Druck und Bindung: Star Standard Industries (Pte) Ltd
Printed in Singapore

ISBN 3-89893-990-1

Inhalt

Einführung	6
Geschichte und Prinzipien der Fußreflexzonenmassage	8
Vorbereitungen	11
Grundtechniken	17
Entspannungstechniken	25
Die einzelnen Schritte	33
Fußreflexzonenmassage Schritt für Schritt – rechter Fuß	36
Fußreflexzonenmassage Schritt für Schritt – linker Fuß	58
Fußreflexzonenmassage gegen die häufigsten Beschwerden	81
Eigenmassage	97
Das weitere Vorgehen	103
Die einzelnen Behandlungen	104
Die Lage der Fußreflexzonen	107
Register	111

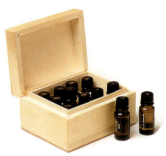
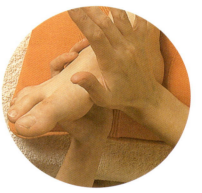
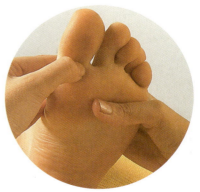

Einführung

Die Reflexzonenmassage ist eine einfache, nichtinvasive, ungefährliche und natürliche Methode, um zu einem optimalen Gesundheitszustand zu gelangen. Sie ist leicht auszuführen und bedarf keiner besonderen Ausrüstung. Sie brauchen lediglich Ihre Hände und einen Partner, der bereit ist, sich von Ihnen massieren zu lassen. Mit Daumen und Fingern üben Sie sanften Druck auf bestimmte Reflexpunkte aus, die überall auf den Füßen verteilt sind. Durch die Massage dieser Punkte können Organe, Drüsen und Strukturen des Körpers stimuliert und zur Heilung angeregt werden. Die Reflexzonenmassage wirkt sowohl auf die Physis als auch auf die Psyche.

Dieses Buch will dem Laien dabei helfen, den Stress und die Belastungen des Alltags abzubauen und sein Wohlbefinden zu steigern. Sie werden erfahren, wie Sie verschiedene alltägliche Leiden wie Kopfschmerzen, Rückenschmerzen, Verdauungsprobleme, Menstruationsbeschwerden, Husten, Erkältungen und Schlafstörungen lindern können. Denken Sie jedoch daran, dass die Reflexzonenmassage medizinische Behandlungsmethoden nicht ersetzen soll, vielmehr sollte bei länger andauernden Beschwerden ein Arzt aufgesucht werden. Die Reflexzonenmassage sollte auch nicht als Diagnostikum angewendet werden. Die Diagnose ist allein Vorrecht des Arztes.

DIE VORZÜGE DER REFLEXZONENMASSAGE

Die Reflexzonenmassage bewirkt Entspannung

Stress ist Teil unseres täglichen Lebens. Wenn es uns allerdings nicht gelingt, mit dem Stress richtig umzugehen, bricht das Abwehrsystem unseres Körpers zusammen und macht uns anfälliger für Krankheiten. Es ist allgemein anerkannt, dass 75–80 % aller Beschwerden auf Stress zurückzuführen sind. Die Reflexzonenmassage stellt eine Möglichkeit dar, einen Zustand tiefer Entspannung und innerer Ruhe herbeizuführen. Der Alphazustand der Entspannung entsteht während einer Behandlung, die auf eine Bewusstseinsebene führt, auf der Heilung stattfinden kann. Während der Reflexzonenmassage schlafen die meisten Menschen ein und sobald sie wieder aufwachen, fühlen sie sich frisch und von einem wunderbaren Gefühl des Wohlbefindens und der inneren Harmonie erfüllt.

Die Reflexzonenmassage ist Gesundheitsvorsorge

Die Reflexzonenmassage stärkt das Immunsystem und beugt so Krankheiten vor. Durch die Behandlung der Fußreflexzonen werden die natürlichen Heilkräfte des Körpers freigesetzt und mobilisiert und die Harmonie des Körpers wird wiederher-

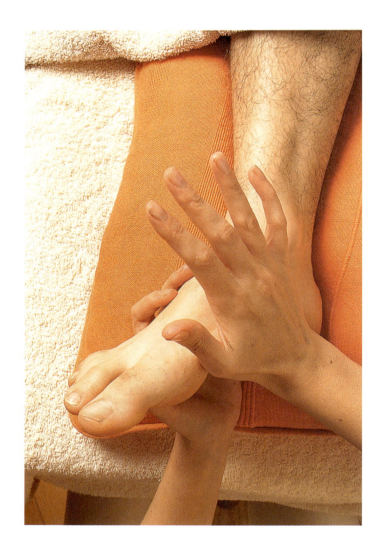

Die Massage der Füße hat Auswirkungen auf die entsprechenden Körperregionen. Diese einfache Bewegung bewirkt die Entspannung der Wirbelsäule.

EINFÜHRUNG

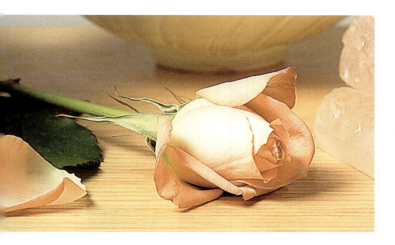

Beruhigende Accessoires fördern die Entspannung.

gestellt. Seit der Zeit des Hippokrates wird Gesundheit als ein Zustand des Gleichgewichts und Krankheit als ein Zustand des Ungleichgewichts definiert. Anstatt passiv abzuwarten, bis die Harmonie aus dem Gleichgewicht gerät und sich Krankheiten entwickeln, besteht das Ziel der Reflexzonentherapie darin, dieses innere Gleichgewicht herzustellen und zu erhalten. Patienten, die sich regelmäßig Reflexzonenmassagen unterziehen, berichten, dass sie für Grippe und Erkältungskrankheiten wesentlich weniger anfällig sind. Die Reflexzonenmassage hat die immunologischen Abwehrkräfte dieser Menschen sowie deren Gesundheit effektiv gestärkt.

Die Reflexzonenmassage fördert die Durchblutung

Das Blut versorgt die Zellen unseres Körpers mit Sauerstoff und Nährstoffen, deshalb ist es wichtig, dass das Blut ungehindert durch die Blutbahnen fließen kann. Der Blutkreislauf kann jedoch träge und der Blutfluss eingeschränkt oder behindert werden. Die Reflexzonenmassage kann die Durchblutung des gesamten Körpers verbessern.

Die Reflexzonenmassage entgiftet den Körper

Die Lymphgefäß- und Ausscheidungssysteme wie zum Beispiel der Dickdarm, die Nieren und die Haut sind für die Entgiftung des Körpers zuständig. Funktionieren sie nicht richtig, so entstehen Toxine. Durch sanftes Abtasten der Fußreflexzonen sind Ablagerungen dieser Ausscheidungsprodukte wie zum Beispiel kleine Kristalle spürbar und können mithilfe der Reflexzonenmassage zerrieben und wegmassiert werden.

Die Reflexzonenmassage setzt Energien frei

Durch die Reflexzonenmassage können blockierte Energiebahnen durchbrochen und erneuert werden. Auf diese Weise wird der Körper belebt und mit neuer Energie versorgt. Wir alle kennen das Gefühl, wenn unsere „Batterie" leer ist, und viele Menschen sind ständig müde, lustlos und träge. Es ist wichtig, dass wir unsere „Batterie" so oft wie möglich mithilfe der Reflexzonenmassage aufladen.

Die Reflexzonenmassage regt den Geist an

Die Reflexzonenmassage wirkt beruhigend auf den Geist und befreit ihn von allem unnötigen Balast. Auf diese Weise wird unsere geistige Wachsamkeit wiederhergestellt, unsere Gedanken werden klarer und wir werden zu neuen Ideen angeregt.

Die Reflexzonenmassage setzt Gefühle frei

Die Reflexzonenmassage kann ein emotionales Ungleichgewicht im Körper korrigieren. Mithilfe der Behandlung können ungelöste emotionale Probleme erkannt und beseitigt werden. Viele physische Beschwerden sind auf emotionale Ursachen zurückzuführen. Negative Gemütszustände blockieren den Fluss der Lebenskraft und führen zu Krankheiten. Während die seit langer Zeit angestauten und unangenehmen Gefühle freigesetzt werden, kommt es häufig vor, dass sich die Einstellung der behandelten Person verändert und ein ausgeglichener Gesundheitszustand wiederhergestellt wird.

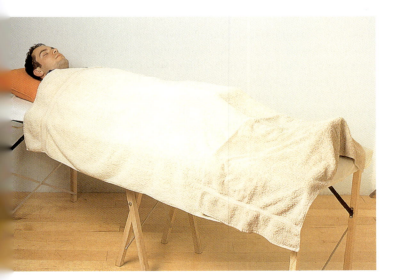

Eine Fußreflexzonenmassage ist so entspannend, dass die behandelte Person dabei häufig einschläft.

Toxine fühlen sich wie kleine Kristalle an und können während einer Fußreflexzonenmassage zerrieben werden.

Geschichte und Prinzipien

Die Reflexzonenmassage ist eine alte therapeutische Behandlungsmethode zur Aktivierung der körpereigenen Heilungskräfte. Die Methode, auf bestimmte Teile des Körpers Druck auszuüben, wird seit Jahrtausenden von verschiedenen Kulturen angewendet. Obwohl es nicht bewiesen ist, geht man im Allgemeinen davon aus, dass die Reflexzonenmassage vor über 5000 Jahren in China entstand. Erste bildliche Hinweise auf die Ausübung der Reflexzonenmassage finden sich allerdings in Ägypten. Ein altes Gemälde, das um 2300 v. Chr. entstand und in Sakkara im Grabmal des ägyptischen Arztes Anch-ma-Hor gefunden wurde, zeigt, dass Behandlungen der Hände und Füße tatsächlich stattgefunden haben. Die Hieroglypheninschrift lautet sinngemäß:

„Behandle mich so, dass mir keine Schmerzen entstehen." (Patient)
„Ich werde dich so behandeln, dass du mich dafür loben wirst." (Therapeut)

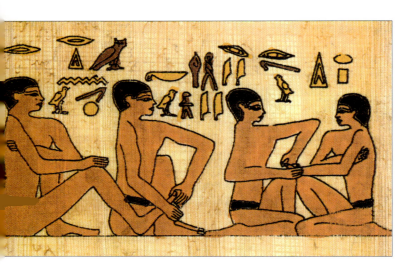

Gemälde aus dem Grabmal des Anch-ma-Hor in Sakkara, Ägypten, um 2300 v. Chr.

Unsere gegenwärtigen Theorien der Reflexzonenmassage haben ihren Ursprung in der Zonentherapie des amerikanischen Arztes Dr. William Fitzgerald. Er absolvierte sein Studium an der Universität in Vermount, promovierte im Jahr 1895 und praktizierte zunächst zweieinhalb Jahre am Boston City Hospital. Anschließend war er als Arzt am Central London Hospital für Hals- und Nasenkrankheiten tätig sowie in Wien an der HNO-Klinik als Assistent der Professoren Chiari und Politzer. Während seiner Tätigkeit als Chefarzt der Hals- und Nasenabteilung des St. Francis Hospitals in Connecticut machte er seine Kollegen auf seine Zonentherapie aufmerksam. Dr. Fitzgerald hatte entdeckt, dass er einen betäubenden Effekt erzielen konnte, wenn er auf bestimmte Zonen oder Punkte des Körpers Druck ausübte. So konnte der Schmerz nicht nur gelindert werden, sondern die Schmerzursachen konnten auch beseitigt werden. 1917 veröffentlichte Dr. Fitzgerald gemeinsam mit seinem Kollegen Dr. Edwin Bowers ein Buch mit dem Titel „Zone Therapy" („Zonentherapie") und gemeinsam entwickelten sie eine eindrucksvolle Demonstration, wie sie Skeptiker von der Gültigkeit ihrer Theorie überzeugen konnten. Zunächst übten sie auf die Hand eines Freiwilligen Druck aus und anschließend stachen sie mit einer Nadel in die betäubte Gesichtspartie dieser Person, die dabei keinen Schmerz zu empfinden schien.

Geschichte und Prinzipien der Fussreflexzonenmassage

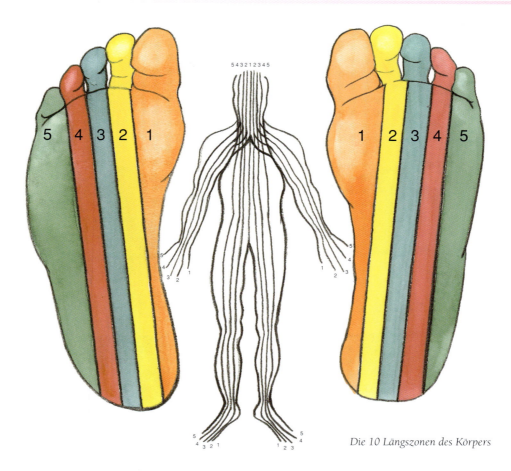

Die 10 Längszonen des Körpers

In seinem Buch unterteilt Dr. Fitzgerald den Körper in zehn Längszonen gleicher Breite, die von den Zehenspitzen hinauf zum Kopf und hinab zu den Fingerspitzen und umgekehrt verlaufen. Er zog eine imaginäre Linie durch die Mitte des Körpers, sodass je fünf Zonen zur Rechten und fünf Zonen zur Linken dieser Mittellinie entstanden. Die erste Zone verläuft von der großen Zehe über das Bein und den Rumpf bis in den Kopf und dann hinab in den Daumen. Die zweite Zone beginnt an der zweiten Zehe, reicht bis hinauf zum Kopf und hinab zum Zeigefinger. Die dritte Zone erstreckt sich von der mittleren Zehe hinauf zum Kopf, herab zum Mittelfinger und so weiter. Alle Organe und Teile des Körpers befinden sich auf einer oder mehrerer dieser Zonen. Wird nun ein beliebiger Teil einer Fußzone durch direkten Druck stimuliert, hat dies Auswirkungen auf die gesamte durch den Körper verlaufende Zone.

Dr. Fitzgeralds Theorie fand in Amerika eine immer größere Verbreitung, und obwohl viele Mediziner Dr. Fitzgeralds Arbeit skeptisch gegenüberstanden, war der Chiropraktiker Dr. Joseph Shelby Riley von der Wirksamkeit der Zonentherapie fest überzeugt. Dr. Fitzgerald unterrichtete Dr. Riley und dessen Frau Elizabeth in der Zonentherapie und beide betrieben die Reflexzonenmassage eifrig. Dr. Riley schrieb mehrere Bücher, einschließlich „Zone Therapy Simplified" (1919), und ist unter anderem auch deshalb bekannt, weil er die Physiotherapeutin Eunice D. Ingham mit der Zonentherapie vertraut machte.

Eunice D. Ingham gilt als die Begründerin der modernen Reflexzonenmassage. Ihre Arbeit führte zur Entstehung der Fußreflexzonenmassage in den 30er-Jahren unseres Jahrhunderts. 1938 veröffentlichte sie ihr Buch „Geschichten, die die Füße erzählen können" und einige Zeit später die Fortsetzung „Geschichten, die die Füße erzählt haben." Diese Standardwerke werden noch immer von Reflexologen verwendet.

Sie entwarf eine Art Raster des gesamten Körpers auf den Füßen, die sie als Spiegelbild oder Miniaturlandkarte des Körpers betrachtete. Als sich Eunice D. Ingham in den Ruhestand zurückzog, nachdem sie einen Großteil ihres Lebens der Fußreflexzonenmassage gewidmet hatte, wurde ihre Arbeit von ihrem Neffen Dwight Byers fortgesetzt.

In Großbritannien wurde die Reflexzonenmassage in den 60er-Jahren von Doreen Bayley eingeführt, die bei Eunice D. Ingham gelernt hatte.

Neben den Längszonen können die Füße auch in Querzonen unterteilt werden. Diese Querzonen wurden zum ersten Mal von der deutschen Reflexologin Hanne Marquardt beschrieben, die ebenfalls bei Eunice D. Ingham gelernt hatte.

Die vier Querlinien sind:

A. Die Schultergürtellinie unterhalb der Zehenbasis
B. Die Zwerchfelllinie unterhalb des Fußballens
C. Die Taillenlinie in der Mitte des Fußgewölbes
D. Die Beckenbodenlinie oberhalb der Ferse

Geschichte und Prinzipien der Fussreflexzonenmassage

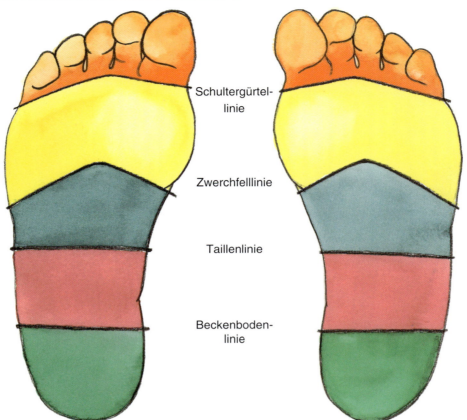

Die vier Querzonen des Körpers

Mithilfe dieser imaginären Linien können wir eine Art Landkarte des Körpers auf unsere Füße projezieren. Alle Organe und Strukturen des Kopfes und des Nackens befinden sich oberhalb der ersten Querzone, der Schultergürtellinie.

Alle Organe oberhalb des Zwerchfells unseres Körpers werden oberhalb der Zwerchfelllinie unseres Fußes widergespiegelt.

Alle Organe unterhalb des Zwerchfells unseres Körpers befinden sich unterhalb der Zwerchfelllinie des Fußes.

Die Füße stellen ein exaktes Spiegelbild unseres Körpers dar. Der rechte Fuß entspricht der rechten Seite unseres Körpers, während der linke Fuß die linke Seite darstellt. Paarig angelegte Organe wie Lunge, Nieren und Eierstöcke finden sich jeweils einmal in einem Fuß. Einmalig vorhandene Organe wie die Leber oder die Milz befinden sich ihrer anatomischen Lage entsprechend entweder im linken oder im rechten Fuß.

Die Wirbelsäule, die in der Mitte des Körpers verläuft, ist an der Fußinnenseite (medialer Aspekt) beider Füße zu finden. Weiter außen gelegene Körperteile wie zum Beispiel Schultern, Knie oder Hüften werden an den Fußaußenseiten (lateraler Aspekt) widergespiegelt.

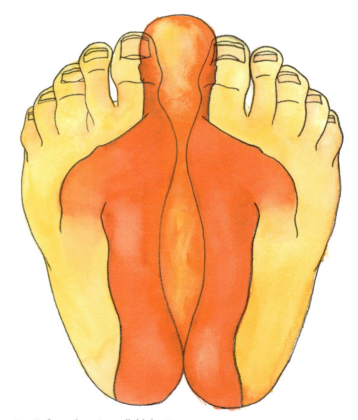

Die Füße sind ein Spiegelbild des Körpers.

Vorbereitungen

DIE RICHTIGE ATMOSPHÄRE

Für die Reflexzonenmassage ist keine komplizierte oder teure Ausrüstung nötig. Sie brauchen nur Ihre Hände, Ihre Intuition und den Wunsch, anderen zu helfen. Die Reflexzonenmassage kann zwar nahezu überall durchgeführt werden, wichtig ist jedoch eine angenehme Atmosphäre, damit Ihr Massagepartner den größtmöglichen Nutzen aus der Behandlung ziehen kann. Die Umgebung sollte möglichst ruhig sein. Da Sie durch Ihre Behandlung einen Zustand der Entspannung erreichen wollen, tragen klingelnde Telefone, schreiende Kinder oder lärmender Verkehr nicht zur Schaffung einer heilsamen Atmosphäre bei. Nehmen Sie den Telefonhörer ab und lassen Sie Ihre Familie wissen, dass Sie gerade eine Behandlung durchführen. Ob während der Reflexzonenmassage im Hintergrund beruhigende Entspannungsmusik läuft oder nur Stille herrscht, bleibt den individuellen Vorlieben des Einzelnen überlassen.

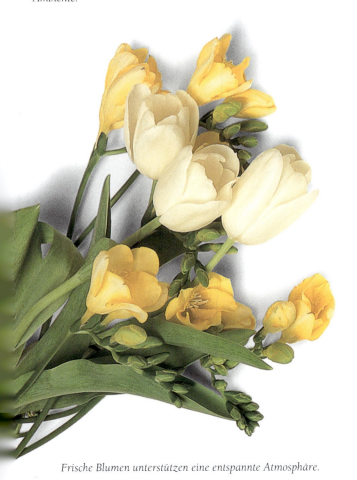

Kerzen sorgen während einer Reflexzonenmassage für das richtige Ambiente.

DIE GESTALTUNG DES RAUMES

Der Raum sollte gut geheizt sein und einladend wirken. Obwohl bei der Behandlung nur Schuhe und Strümpfe ausgezogen werden, geht während der Massage ein gewisses Maß an Körperwärme verloren. Ein warmer Raum vermittelt ein Gefühl der Sicherheit und Entspannung. Das Licht sollte gedämpft sein. Helle Lampen sollten ausgeschaltet und durch Kerzen ersetzt werden. Farbige Glühbirnen können ebenfalls für eine perfekte Atmosphäre sorgen. Sie können vor der Behandlung auch eine Duftlampe mit ätherischen Ölen anzünden oder vielleicht eine Vase mit frischen Blumen in das Zimmer stellen, um eine angenehme Atmosphäre zu schaffen. Duftlampen aus Ton für ätherische Öle sind überall im Handel erhältlich und relativ preisgünstig. Geben Sie etwas Wasser in die Schale der Duftlampe und träufeln Sie dann einige Tropfen des ätherischen Öls darauf. Anschließend zünden Sie das Teelicht unter der Duftlampe an und der wohltuende Duft verbreitet sich im ganzen Raum. Zur Schaffung einer Atmosphäre der Entspannung eignen sich unter anderem Lavendel, Salbei, Geranie, Jasmin, Neroli, Ylang-Ylang oder Rose.

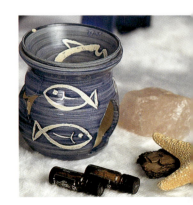

Einige Tropfen beruhigender ätherischer Öle in einer Duftlampe haben eine zusätzliche positive Wirkung.

Frische Blumen unterstützen eine entspannte Atmosphäre.

Vorbereitungen

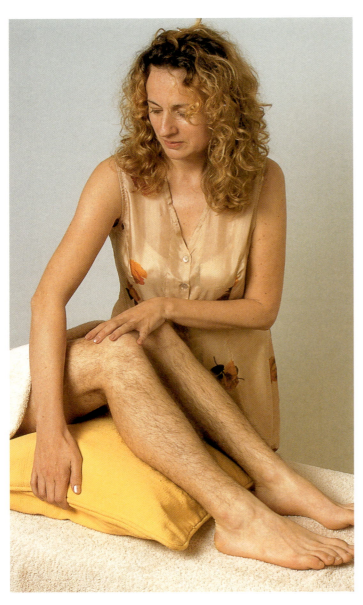

Ein Kissen unter den Knien Ihres Massagepartners steigert dessen Wohlbefinden.

Die richtigen Arbeitspositionen

Ein professioneller Reflexologe wird auf einer Massagebank arbeiten, was jedoch nicht bedeutet, dass Sie sich eine kaufen müssen. Vielleicht entschließen Sie sich nach einiger Zeit dazu, für den Eigenbedarf reicht ein Bett jedoch vollkommen aus. Die Füße Ihres Massagepartners sollten sich am Fußende des Bettes befinden. Der Kopf sollte durch Kissen hochgelagert werden, damit der Hals gestützt wird und Sie den Gesichtsausdruck Ihres Partners beobachten können. Zur Entlastung des Kreuzbeinbereichs können Sie auch ein Kissen unter die Knie ihres Partners legen. Für Sie selbst wäre es von Vorteil, den zu behandelnden Fuß auf einem Kissen abzustützen. Es ist wichtig, dass Sie genauso entspannt sind wie Ihr Massagepartner.

Setzen Sie sich so auf einen Drehstuhl oder einen -hocker, dass Sie die Füße Ihres Massagepartners entspannt bearbeiten und dabei aufrecht sitzen können. Ihre Beine sollten leicht geöffnet sein, Ihre Füße fest auf dem Boden stehen und Ihre Schultern entspannt sein. Wenn Sie selbst angespannt sind, wird Ihr Massagepartner dies bemerken. Mit verkrampften Händen lassen sich keine weichen Bewegungen ausführen und auch keine abnormen Reflexzonen in den Füßen ertasten.

Vielleicht arbeiten Sie auch lieber auf einer gut gepolsterten Unterlage auf dem Fußboden. Legen Sie ein Daunenbett oder zwei bis drei Decken auf den Boden. Dann können Sie sich nie-

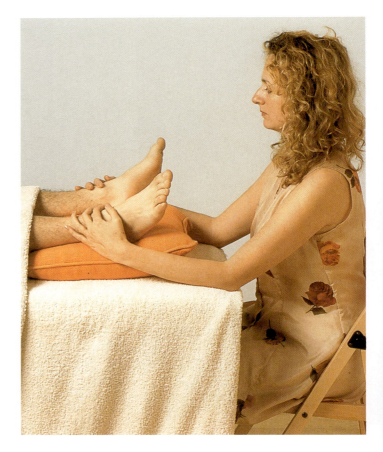

Eine korrekte Sitzhaltung ist wichtig für eine effektive Fußreflexzonenmassage.

VORBEREITUNGEN

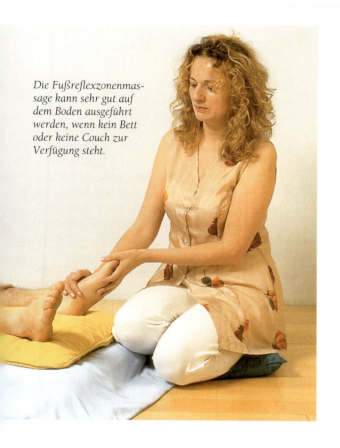

Die Fußreflexzonenmassage kann sehr gut auf dem Boden ausgeführt werden, wenn kein Bett oder keine Couch zur Verfügung steht.

derknien oder in den Schneidersitz gehen und den Fuß ihres Massagepartners auf ein Kissen in Ihren Schoß legen. Auch in diesem Fall sollten Kopf und Knie Ihres Massagepartners mit Kissen abgestützt werden.

Manche Menschen ziehen es vor, wenn Ihr Massagepartner auf einem Stuhl sitzt, was jedoch nicht jedem gefällt, da es weder für den Massierenden noch für den Massierten besonders bequem ist. Außerdem scheint diese Stellung zur Konversation zu ermutigen, und es ist wichtig, die Gespräche während der Behandlung auf ein Minimum zu beschränken, da nur so die größtmöglichen Erfolge erzielt werden können. Entspannung ist eine wichtige Voraussetzung für den ungehinderten Energiefluss während der Behandlung.

Ihr Massagepartner kann zwar während der Massage seine Kleidung anbehalten, doch sollte er mit einer Decke oder einem Handtuch zugedeckt werden, da er im Verlauf der Behandlung Körperwärme verlieren wird.

Um den Energiefluss nicht zu behindern, sollte einengende Kleidung wie Krawatte und Gürtel abgelegt werden. Außerdem sollten Sie jeglichen Schmuck von Ihren Händen abnehmen und Ihre Fingernägel kurz schneiden, damit Sie Ihren Partner nicht kratzen oder ihm Unbehagen verursachen. Vor und nach jeder Behandlung sollten Sie sich gründlich die Hände waschen.

Achten Sie darauf, dass Sie sich vor einer Behandlung die Hände waschen und Ihre Nägel geschnitten sind. Nehmen Sie Ihren Schmuck ab.

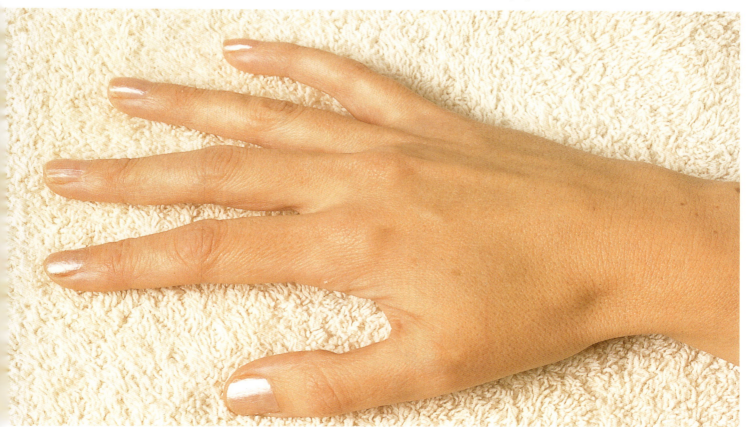

VORBEREITUNGEN

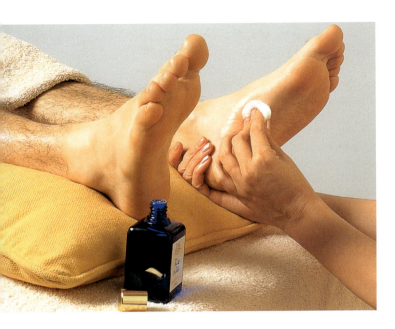

Rosenwasser eignet sich hervorragend für die Fußreinigung.

DIE ERFRISCHUNG DER FÜSSE

Vielleicht möchten Sie die Füße Ihres Massagepartners vor einer Fußreflexzonenmassage reinigen. Schweißnasse und übel riechende Füße können Ihrem Massagepartner peinlich sein und sind auch nicht sehr angenehm zu bearbeiten. Sie können die Füße einige Minuten lang in eine Schüssel mit warmem Wasser eintauchen oder einfach nur sanft mit feuchter Watte abwischen. Zur Entspannung und Reinigung können Sie aber auch einige Tropfen eines ätherischen Öls zum Beispiel Lavendel, Teebaum, Zitrone oder Pfefferminze in das Wasser träufeln. Wenn Sie keine ätherischen Öle zur Hand haben, können Sie einen Zweig frischen Lavendels oder Pfefferminze aus Ihrem Garten oder auch frischen Zitronensaft in das Wasser geben. Rosenwasser eignet sich hervorragend zur Fußreinigung. Unabhängig davon, für welche Art der Erfrischung Sie sich entscheiden, sollten Sie die Füße danach stets gründlich trockenreiben. Verzichten Sie während der Behandlung auf Öle oder Cremes. Wenn Sie zu viel Gleitmittel verwenden, können Sie den Fuß nicht mehr richtig halten und rutschen beim Massieren mit Ihrem Daumen oder Finger ab. Außerdem entsteht eine Art Mauer zwischen Ihnen und Ihrem Massagepartner, da Ihre Sensibilität durch das Gleitmittel reduziert wird und Sie mögliche Abnormitäten nicht mehr so leicht ertasten können. Manche Masseure benutzen auch Talkumpuder, der allerdings den Nachteil hat, dass er die Poren verstopft und danach größere Säuberungsaktionen notwendig sind.

Ätherische Öle sollten niemals unverdünnt auf die Haut aufgetragen werden. Zur Herstellung einer für die Massage geeigneten Mischung werden drei Tropfen ätherischen Öls zu zwei Teelöffeln kaltgepresstem, naturbelassenem und zusatzstofffreiem Grundöl wie süßem Mandelöl oder Aprikosenkernöl hinzugefügt. Vielleicht ziehen Sie es auch vor, Ihre ätherischen Öle mit einer rein organischen Hautcreme zu vermengen. Zur Herstellung einer ausgezeichneten Fußcreme geben Sie bis zu 9 Tropfen des ätherischen Öls zu 30 g Creme hinzu.

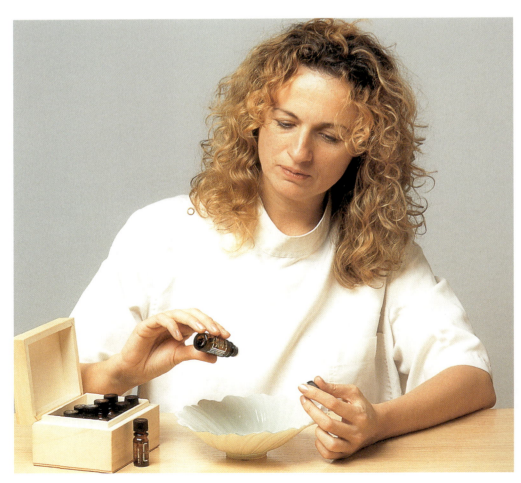

Die einzelnen Öle können individuell gemischt und am Ende der Behandlung angewendet werden.

Reaktionen auf die Fussreflexzonenmassage

Während und nach einer Reflexzonenmassage können sowohl physische wie auch psychische Veränderungen auftreten. Diese Reaktionen sollten als positiv und wünschenswert angesehen werden, da sie ein Hinweis dafür sind, dass der Selbstheilungsprozess des Körpers in Gang gekommen ist. Der Körper versucht, unerwünschte Giftstoffe abzustoßen. Nachfolgend finden Sie je eine Liste von Reaktionen, die während einer Behandlung beziehungsweise zwischen den einzelnen Behandlungen auftreten können.

Mögliche Reaktionen während einer Behandlung

- Veränderung des Gesichtsausdrucks.
- Sichtbare Muskelkontraktionen zum Beispiel der Schultern.
- Ein Gefühl tiefer Entspannung und Müdigkeit.
- Ein warmes Strahlen, wenn Energieblockaden durchbrochen werden.
- Gefühle überschwänglicher Freude und Zufriedenheit.
- Das Gefühl, dass sich der Körper bei der Entspannung ausdehnt.
- Stechende Schmerzen, wenn die Blockaden durchbrochen werden.
- Eine laufende Nase bei der Behandlung blockierter Kopfzonen.
- Ein Zucken und Prickeln.
- Erwärmung der behandelten Körperzonen.

Mögliche Reaktionen zwischen den einzelnen Behandlungen

- Ein Zustand tiefer Entspannung.
- Ein verändertes Schlafverhalten, das schließlich zum Tiefschlaf führt.
- Häufigere und deutlichere Träume.
- Emotionelle Veränderungen sowie ein stärkeres Gefühlsbewusstsein.
- Gesteigerte Hauttätigkeit – Pickel, Ausschläge, verstärkte Schweißbildung. Verbesserung des Hautteints.
- Stärkerer Harndrang.
- Trüber oder unangenehm riechender Urin.
- Häufigere Darmtätigkeit.
- Zunahme in Umfang und Volumen des Stuhls.
- Verstärkte Nasenschleimbildung.
- Husten und Sekretion aus den Bronchien.
- Erkältung.
- Schnupfen.
- Tränende Augen.
- Halsentzündung.
- Fieber.
- Vaginaler Ausfluss.
- Zahnschmerzen.
- Gesteigertes Trinkbedürfnis zur Ausspülung der Toxine.
- Kurzes Aufflackern und dann Verschwinden früherer unterdrückter Krankheiten.

WICHTIG: Diese Reaktionen treten NIEMALS alle gleichzeitig auf. Nach einer Behandlung KANN es zu einer oder zwei Reaktionen kommen.

Vorbereitungen

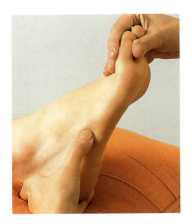

Gegenanzeigen

Die Reflexzonenmassage sollte in folgenden Fällen nicht angewendet werden:

- Unmittelbar nach einer Operation, solange der Arzt noch nicht die vollkommene Genesung attestiert hat.
- Wenn Ihr Massagepartner Fieber hat, denn der Körper kämpft bereits gegen Giftstoffe an, und eine Reflexzonenmassage würde noch mehr Giftstoffe freisetzen.
- Wenn Ihr Massagepartner eine ansteckende Hautkrankheit wie die Krätze hat, damit Sie diese Krankheit nicht auf andere übertragen oder sich selbst anstecken. Bitte beachten Sie, dass Schuppenflechte und Ekzeme nicht ansteckend sind und sich im Verlauf der Behandlung verbessern sollten.
- Wenn Ihr Massagepartner an Thrombose leidet, denn die Reflexzonenmassage könnte ein Blutgerinnsel in Bewegung bringen.
- Bei Risikoschwangerschaften insbesondere während der ersten 12–14 Wochen oder bei bereits aufgetretenen Komplikationen während einer Schwangerschaft.

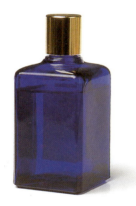

Seien Sie vorsichtig bei:

- Hühneraugen und Schwielen: Üben Sie hier nur leichten Druck aus.
- Den Reflexen der Bauchspeicheldrüse bei Diabetikern.
- Der Behandlung von Diabetikern. Wenden Sie weniger Druck an, da die Haut dünner sein kann, zur Bildung blauer Flecken neigt und schlechter heilt.
- Der Herzzone, wenn Ihr Partner Herzprobleme oder einen Schrittmacher hat.
- Bei der Behandlung einer Zone, damit diese nicht überansprucht wird.
- Der Massage nach einem schweren Essen. Warten Sie einige Stunden bevor Sie mit der Behandlung beginnen.

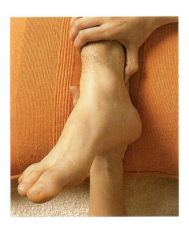

Vermeiden Sie stets:

- Diagnosen krankhafter Zustände sowie das Versprechen, diese heilen zu können.
- Starken Druck. Eine Behandlung sollte niemals schmerzhaft sein.
- Direkten Druck auf eine Schnittwunde, einen blauen Fleck, eine erst kürzlich verheilte Narbe, schmerzempfindliche Gebiete oder starke Krampfadern.

Grundtechniken

In diesem Kapitel lernen Sie die Grundtechniken, die Sie während der Reflexzonenmassage anwenden können. Bitte vergessen Sie nicht, Ihre Fingernägel vor einer Massage zu schneiden, damit sie sich nicht in die Haut Ihres Partners graben oder Sie ihn kratzen. Reflexzonenmassage sollte niemals schmerzhaft sein. Der von Ihnen ausgeübte Druck sollte fest, jedoch nicht unangenehm sein. Wenn Ihr Gegenüber zusammenzuckt oder versucht, den Fuß zurückzuziehen, dann ist Ihr Druck zu stark. Füße sind individuell verschieden, manche sind empfindlicher als andere. Vertrauen Sie bei der Massage auf Ihre Intuition, beobachten Sie den Gesichtsausdruck Ihres Partners und verändern Sie den Druck entsprechend.

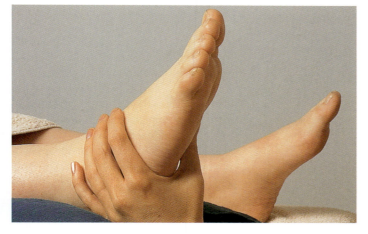

STÜTZTECHNIK

Für eine effektive Fußreflexzonenmassage ist es wichtig, dass Sie den Fuß korrekt abstützen, damit Sie die Reflexzonen bequem erreichen, genau fixieren und stimulieren können. Bemühen Sie sich um ein gutes Zusammenspiel Ihrer Hände, da Sie den Fuß stets mit beiden Händen halten und bearbeiten werden. Mit der einen Hand halten und stützen Sie den Fuß ab, während Sie mit der anderen Hand die Fußreflexzonenmassage durchführen.

Bei der Massage des rechten Fußes befindet sich Ihr linker Handballen an der Außenseite des Fußes. Umschließen Sie die Oberseite des Fußes locker mit den Fingern Ihrer linken Hand und legen Sie Ihren Daumen an die Unterseite der Zehen.

Auf diese Weise können Sie den Fuß gut abstützen und die Bewegung des Fußes effektiv steuern. Sie können den Fuß von sich wegdrücken, zu sich hinziehen oder sogar leicht verdrehen.

Üben Sie diese Stütztechnik nun auch am linken Fuß. Hier stützen Sie den Fuß mit der rechten Hand ab und mit der linken Hand führen Sie die Reflexzonenmassage durch.

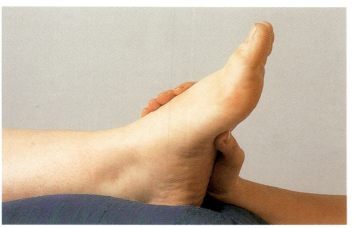

> WICHTIG:
> Halten Sie den Fuß nicht zu fest!

GRUNDTECHNIKEN

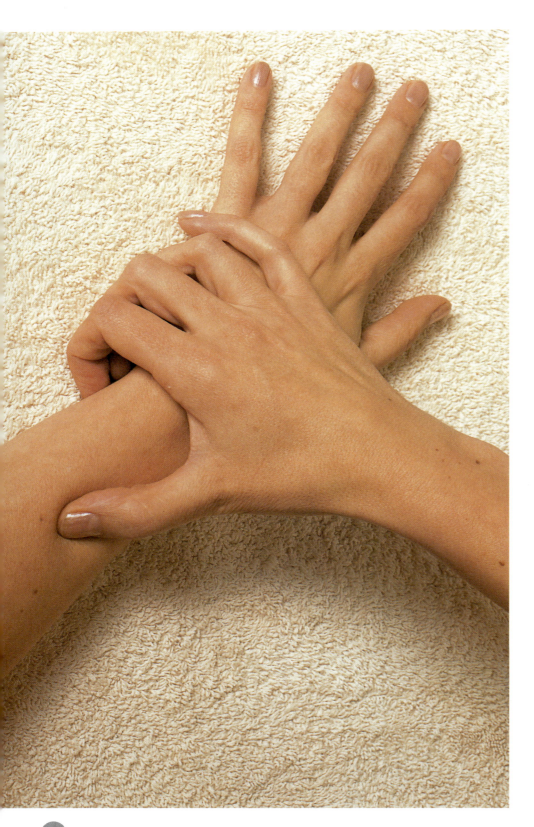

DAUMENGANG/RAUPENGANG

Diese Technik üben Sie mit der Außenseite Ihres Daumens aus.

Hierbei handelt es sich um jenen Teil des ersten Daumenglieds, der, wenn Sie Ihre Hand mit der Handfläche nach unten auf einen Tisch legen, die Oberfläche des Tisches berührt. Mit dieser äußeren Kuppe Ihres Daumens bearbeiten Sie die Reflexzonen.

Ausreichender Druck bei der Reflexzonenmassage entsteht durch die angemessene Anwendung der Hebelwirkung, die dadurch erreicht wird, dass die restlichen vier Finger das Gegengewicht zum Daumen bilden. Üben Sie die Raupentechnik auf der Innenfläche Ihrer Hand oder auf Ihrem Unterarm.

Bei dieser Technik wird nur das erste Daumenglied leicht angewinkelt und dann wieder gestreckt. Gehen Sie mit dem Daumen immer nur sehr kleine Schritte an der Hand oder dem Unterarm entlang. Die Gehbewegung wird immer vorwärts ausgeführt, niemals rückwärts oder seitlich. Achten Sie darauf, einen konstanten und gleichmäßigen Druck auszuüben. Während Sie den Daumen wieder etwas zurückziehen, sollte kein Nachlassen des Druckes spürbar sein. Machen Sie sich keine Gedanken, wenn Ihr Daumen anfänglich schmerzt oder empfindlich reagiert. Mit der Zeit wird sich Ihr Daumen daran gewöhnen und kräftiger werden. Lassen Sie sich nicht entmutigen, haben Sie Geduld und versuchen Sie es immer wieder.

Während Ihrer Daumenbewegung sollten die restlichen vier Finger die Hand oder den Unterarm umfassen. Zur Intensivierung der Hebelwirkung sollten die vier Finger bequem aneinander liegen. Wenn sie gespreizt sind, ist die Hebelwirkung geringer.

GRUNDTECHNIKEN

Üben Sie den Raupengang in jeder der fünf Zonen auf der gesamten Länge des Fußes. Achten Sie darauf, dass Sie den Fuß korrekt halten und Ihre Stützhand die Zehen umschließt. Arbeiten Sie sich von der Fersenbasis in Zone 5 bis zur Basis der kleinen Zehe vor (Abbildungen 1–3).

Massieren Sie dann von der Fersenbasis in Zone 4 bis zur vierten Zehe und wiederholen Sie diese Technik in allen anderen Zonen. Wenden Sie den Daumengang dann in allen fünf Zonen des anderen Fußes an (Abbildungen 4–6).

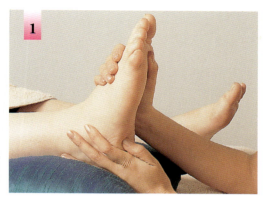
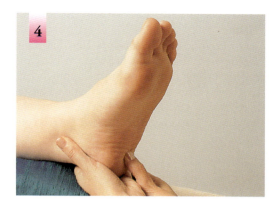
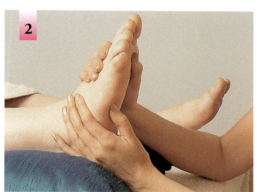
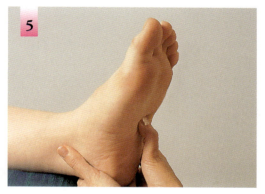
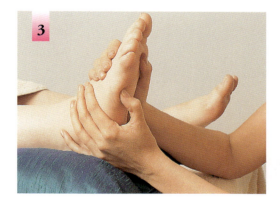
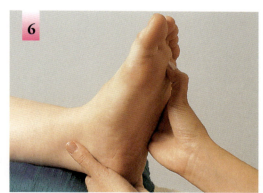

WICHTIG:

- Achten Sie darauf, dass Sie den Fuß korrekt halten.
- Arbeiten Sie mit der Außenseite Ihres Daumens.
- Graben Sie Ihren Fingernagel nicht in die Haut Ihres Partners.
- Winkeln Sie nur das erste Daumenglied leicht an.
- Üben Sie einen konstanten und gleichmäßigen Druck aus, ohne spürbares Nachlassen des Drucks.
- Der Daumen bewegt sich stets vorwärts, niemals rückwärts oder seitwärts.

GRUNDTECHNIKEN

FINGERGANG

Die Fingergangtechnik entspricht im Prinzip dem Daumengang, wobei Sie hier mit dem ersten Glied des Zeigefingers arbeiten.

Hervorragende Übungsflächen für den Fingergang sind der Handrücken und der Unterarm. Arbeiten Sie sich mit der Außenseite der Zeigefingerkuppe in möglichst kleinen Schritten nach vorne und üben Sie dabei einen konstanten und beständigen Druck aus. Die Hebelwirkung entsteht hier, indem der Daumen das Gegengewicht zu den Fingern bildet.

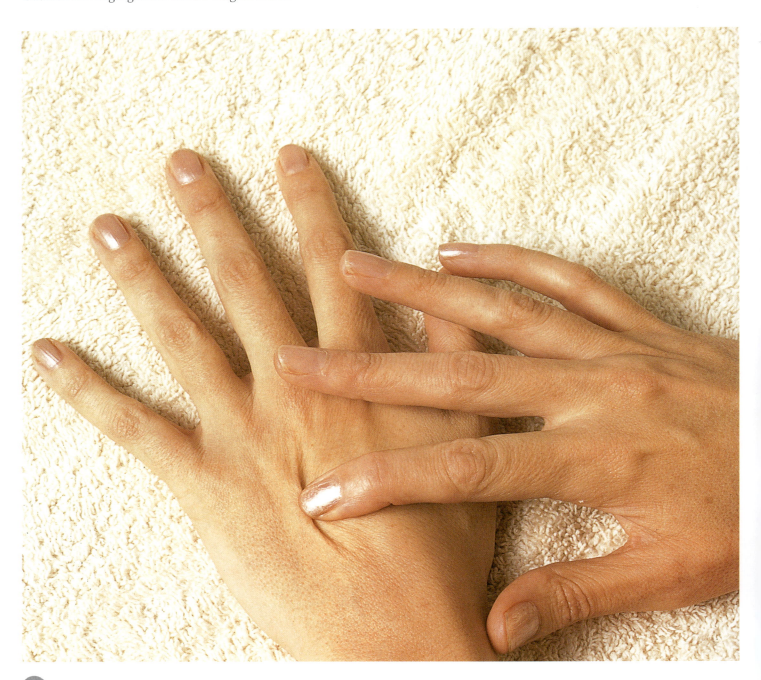

GRUNDTECHNIKEN

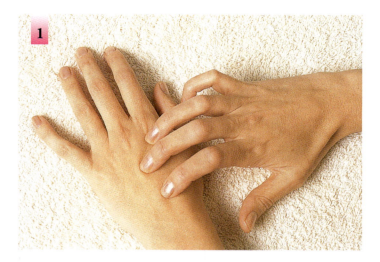

Sobald Sie die Fingergangtechnik mit dem Zeigefinger beherrschen, üben Sie diese Technik auch mit Ihren anderen Fingern. Jeder Finger kann diese Technik ausführen.

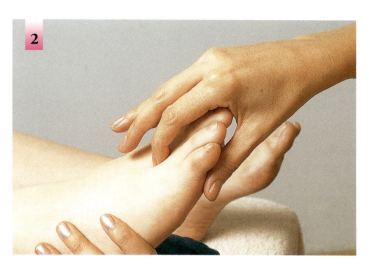

Üben Sie diese Technik nun am Fuß Ihres Massagepartners. In der Regel kommt immer nur ein Finger zum Einsatz.

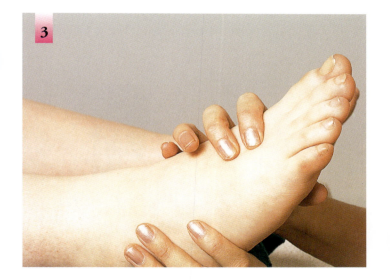

Manchmal können Sie jedoch auch mit zwei oder mehreren Fingern gleichzeitig arbeiten, zum Beispiel bei der Reflexzonenmassage auf dem Fußrücken.

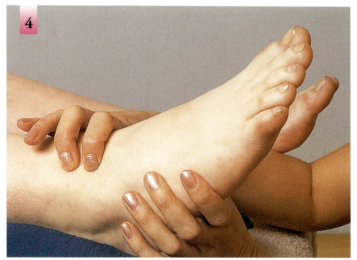

Die Fingergangtechnik ist vor allem geeignet für knöcherne und empfindliche Gebiete wie zum Beispiel den Fußrücken und den Bereich um die Fußknöchel.

WICHTIG:

- Gehen Sie nur in sehr kleinen Schritten vor.
- Graben Sie Ihre Fingernägel nicht in die Haut.
- Gehen Sie mit Ihrem Zeigefinger stets vorwärts, nicht rückwärts oder seitwärts.

GRUNDTECHNIKEN

HAKENTECHNIK

Mithilfe dieser Technik, die große Genauigkeit erfordert, wird auf bestimmte Punkte Druck ausgeübt. Einige Punkte an den Füßen sind für die Gangtechniken entweder zu klein oder zu tief. Diese sehr präzise Technik sollte allerdings niemals für größere Flächen angewendet werden. Sie ist ideal für die Bearbeitung winziger Reflexpunkte wie zum Beispiel den der Hirnanhangdrüse (Hypophyse) am großen Zeh.

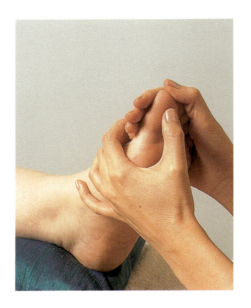

Auch hier arbeiten Sie mit der Außenseite des ersten Daumengliedes.

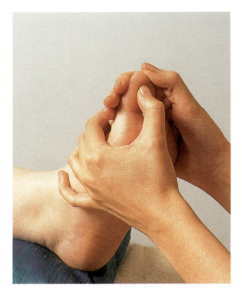

Legen Sie den Daumen Ihrer Massagehand auf den Reflexpunkt. Üben Sie auf diesen speziellen Punkt mit Ihrem Daumen Druck aus (in diesem Fall auf die Hypophyse).

WICHTIG:

- Arbeiten Sie nicht mit Ihrer Daumenspitze, damit sich Ihr Nagel nicht in die Haut gräbt.
- Arbeiten Sie mit dem flachen und weichen Teil an der Außenseite Ihres ersten Daumengliedes.

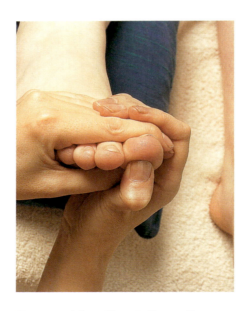

Dann streichen Sie mit Ihrem Daumen über diesen Punkt, drücken fest zu und ziehen den Daumen wieder zurück. Diese Technik können Sie mehrere Male wiederholen.

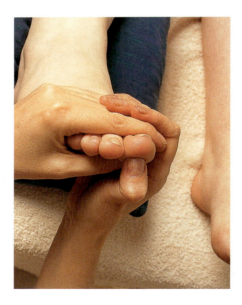

Die Hakentechnik wird manchmal mit einem Bienenstich verglichen. Die Biene landet auf einem Punkt und sticht zu. Genauso landet auch Ihr Daumen auf einem bestimmten Punkt, hakt sich fest und zieht sich dann wieder zurück.

GRUNDTECHNIKEN

PUNKTUELLE DRUCKKREISE

Diese Technik empfiehlt sich vor allem für das Arbeit an empfindlichen Reflexzonen des Fußes.
Halten Sie den Fuß bequem mit einer Hand und legen Sie den flachen weichen Teil der Daumenkuppe Ihrer anderen Hand auf die empfindliche Zone. Auf dieser Abbildung wird das Gebiet des Sonnengeflechts bearbeitet. Üben Sie auf diese Zone allmählich Druck aus und kreisen Sie mit Ihrem Daumen mehrere Male sanft darüber. Nach einigen Druckkreisen sollte der Bereich weniger empfindlich sein.

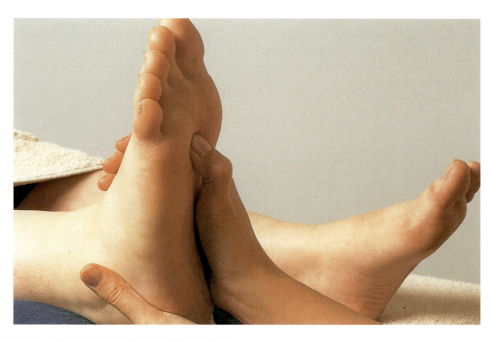

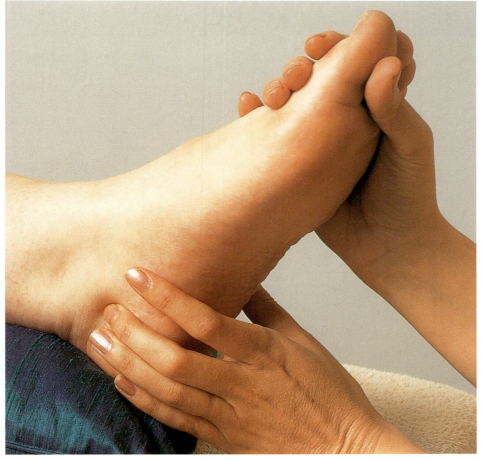

Für diese Technik wird nahezu immer der Daumen verwendet. Ausnahmen bilden die Punkte der Gebärmutter beziehungsweise der Prostata sowie der Eierstöcke beziehungsweise der Hoden, die mit dem Zeigefinger oder dem Mittelfinger bearbeitet werden. Auf dieser Abbildung wird die Zone der Gebärmutter bearbeitet.

WICHTIG:
- Graben Sie Ihre Fingernägel nicht in die Haut.
- Wenn die Empfindlichkeit nicht abnimmt, sollten Sie diese Zone verlassen und später dorthin zurückkommen.

GRUNDTECHNIKEN

DREHTECHNIK

Diese Technik kann auch bei empfindlichen Reflexzonen angewendet werden. Stützen Sie den Fuß bequem mit einer Hand ab und legen Sie die weiche Außenseite des Daumens Ihrer anderen Hand auf den entsprechenden Reflexpunkt. Mit Ihrer Stützhand beugen Sie den Fuß langsam gegen den Daumen.

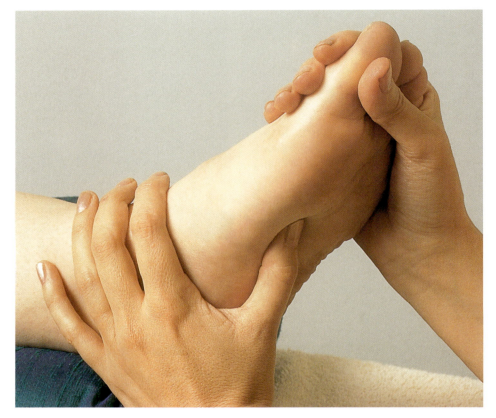

Drehen Sie den Fuß in kreisförmigen Bewegungen um Ihren Daumen. Auf dieser Abbildung wird diese Technik gerade auf dem Nierenreflexpunkt ausgeführt.

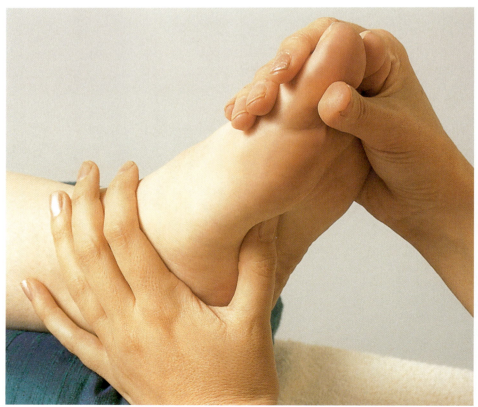

WICHTIG:

- Zur größtmöglichen Entspannung drehen Sie den Fuß langsam mit Ihrer Stützhand.
- Achten Sie darauf, dass Sie Ihren Daumennagel nicht in die Haut graben.
- Achten Sie darauf, dass Ihr Daumen nicht vom Reflexpunkt abrutscht.

Entspannungstechniken

Der eigentlichen Fußreflexzonenmassage gehen stets Entspannungstechniken voraus. Sie sollen Ihrem Massagepartner ein Wohlgefühl vermitteln und ein Vertrauensverhältnis entstehen lassen. Bei der ersten Fußreflexzonenmassage sind manche Menschen vielleicht etwas nervös und haben Angst davor, dass die Behandlung kitzeln könnte. Diese Entspannungstechniken können hilfreich sein, die anfängliche Nervosität zu vertreiben. Sie lösen Muskelverspannungen in den Füßen und machen sie weich und geschmeidig, sodass sie leicht bearbeitet werden können.

Wenden Sie diese Techniken in beliebiger Reihenfolge an und wiederholen Sie einige während der Reflexzonenmassage. Sie müssen nicht alle beherrschen, sondern können sich einige aussuchen. Im Lauf der Zeit können Sie durchaus auch eigene Techniken entwickeln.

Schließen Sie die Behandlung stets mit Entspannungsübungen ab, die Ihrem Partner ein Gefühl des Wohlbehagens und der Zufriedenheit vermitteln.

Einstimmung auf die Füsse

Zu Beginn des Entspannungsteils umfassen Sie beide Füße mit Ihren Händen. Atmen Sie einige Male tief durch, damit sich Ihre innere Anspannung löst und Sie spüren, wie sich Ihr Partner entspannt.

Wenn Sie sich auf Ihren Partner einstimmen, stellen Sie sich vor, wie die heilende Energie ungehindert durch Ihre Hände und Ihren Körper fließt.

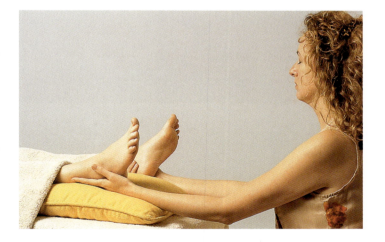

WICHTIG:

- Verwenden Sie beim einleitenden Entspannungsteil keine Öle oder Cremes (am Ende der Behandlung können diese durchaus benutzt werden).
- Legen Sie Ringe, Armbänder und Uhren vor der Behandlung ab.
- Achten Sie darauf, dass Ihre Fingernägel kurz und glatt sind.

Entspannungstechniken

Ausstreichen (Effleurage)

Streichen Sie mit beiden Händen fest über den ganzen Fuß, über Fußrücken, Außen- und Innenseite und Fußsohle.

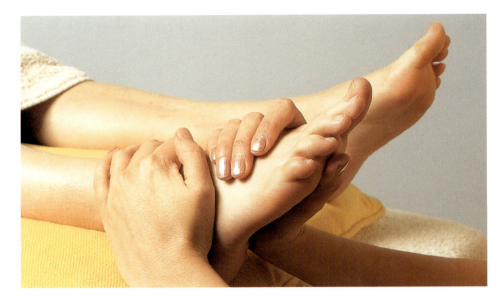

Beginnen Sie bei den Zehen, streichen Sie um die Fußknöchel und arbeiten Sie sich dann wieder zu den Zehen zurück.

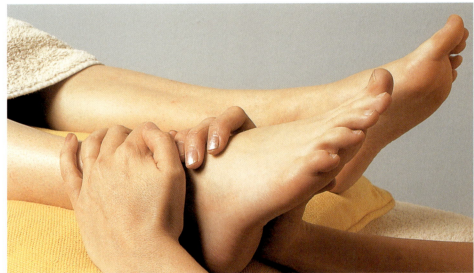

Wiederholen Sie diese Bewegung einige Male. Diese Technik entspannt, steigert den Blutfluss und hilft, übermäßige Flüssigkeit, insbesondere um die Knöchel herum, auszustreichen.

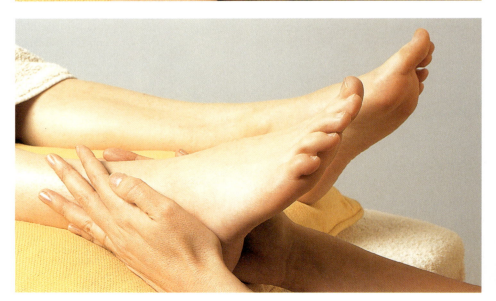

ENTSPANNUNGSTECHNIKEN

KNETEN DER MITTELFUSSKNOCHEN

Bei der Massage des linken Fußes befindet sich Ihre rechte Hand auf dem Fußrücken unterhalb der Zehenbasis. Ihre Hand sollte sich um den Fuß schmiegen, wobei sich Ihr Daumen an der Fußsohle befindet und Ihre Finger auf dem Fußrücken liegen. Die linke Hand ballen Sie zur Faust und legen sie auf das fleischige Gebiet des Fußballens.

Arbeiten Sie sich dann mit leicht kreisenden Bewegungen vom Fußballen zur Ferse vor.
Diese Technik dient dazu, das Gewebe der Fußsohle weicher zu machen.

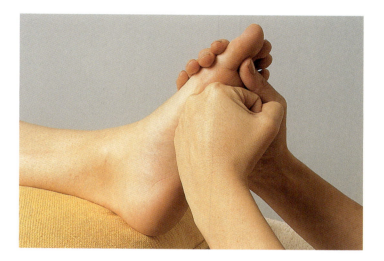
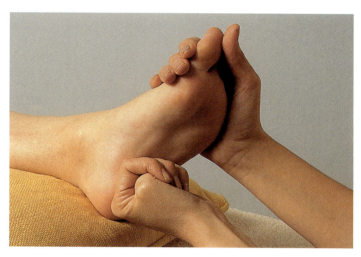

ABWECHSELNDE DAUMENKREISE

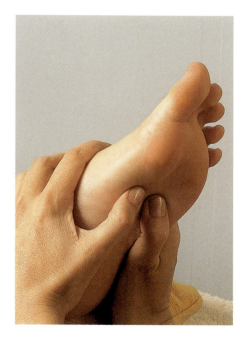
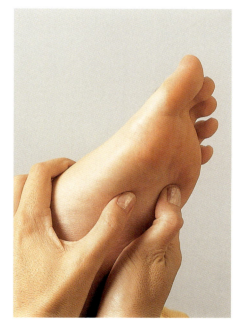
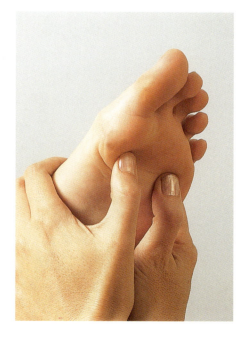

Nehmen Sie einen Fuß in beide Hände, sodass Ihre Daumen an der Fußsohle und Ihre Finger auf dem Fußrücken liegen.

Machen Sie immer nur mit einem Daumen kleine kreisförmige Bewegungen – abwechselnd mit dem rechten Daumen im und mit dem linken Daumen gegen den Uhrzeigersinn.

Arbeiten Sie sich von der Ferse bis zu den Zehen vor.

ENTSPANNUNGSTECHNIKEN

ZICKZACK-FUSSSPREIZTECHNIK

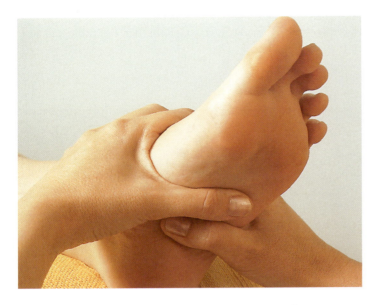

Halten Sie den Fuß mit beiden Händen, sodass Ihre Daumen an der Fußsohle und Ihre Finger auf dem Fußrücken liegen, wobei sich eine Hand etwas weiter oben als die andere befindet.

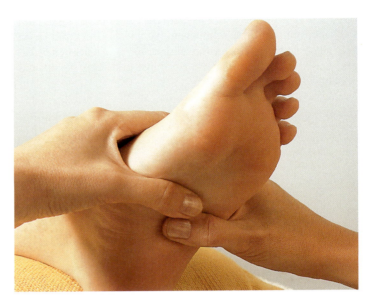

Ziehen Sie die Daumen aneinander vorbei zur Fußaußen- beziehungsweise zur Fußinnenseite und kehren Sie dann langsam wieder zur Fußmitte zurück.

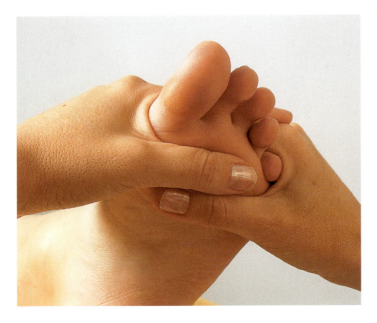

Führen Sie diese Zickzackbewegungen mit Ihren Daumen von der Zehenbasis bis zur Fersenbasis aus und dann wieder zurück.

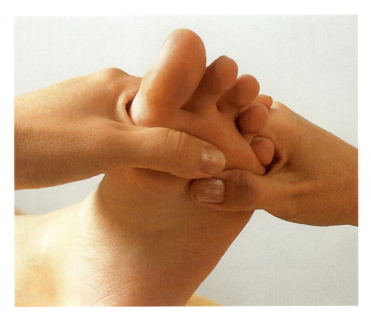

Sie werden bemerken, dass Sie den Fuß dadurch langsam etwas spreizen.

Entspannungstechniken

WIRBELSÄULENFÄCHERN (WIRBELSÄULENSTREICHEN)

Legen Sie eine Handfläche um die Ferse eines Fußes. Diese Stütztechnik ist zunächst am linken Fuß abgebildet, da hier die genaue Position der Hand besser zu erkennen ist.

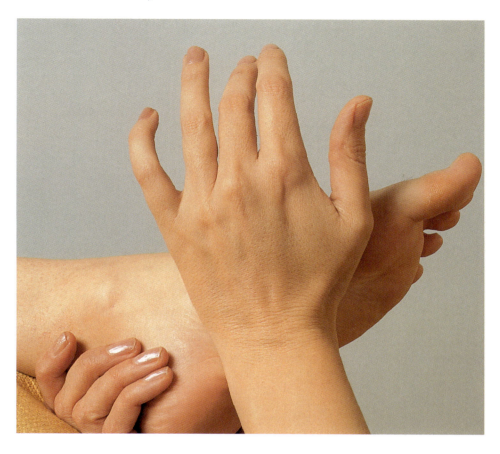

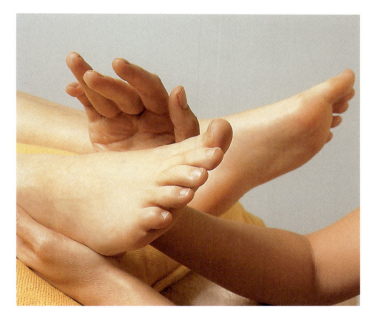

Mit dem Handballen der anderen Hand streichen Sie von der großen Zehe bis zur Ferse fest über die Fußinnenseite (medialer Aspekt). Diese Bewegung ist am rechten Fuß dargestellt.

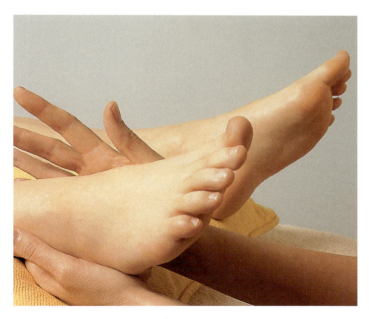

Die Fußinnenseite entspricht der Wirbelsäule. Diese Technik entspannt die Wirbelsäule und ist gut für Menschen geeignet, die unter Hals-, Nacken- oder Rückenproblemen leiden.

ENTSPANNUNGSTECHNIKEN

WIRBELSÄULENDREHUNG

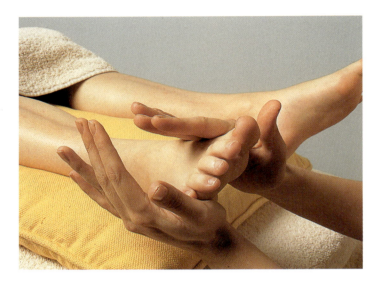
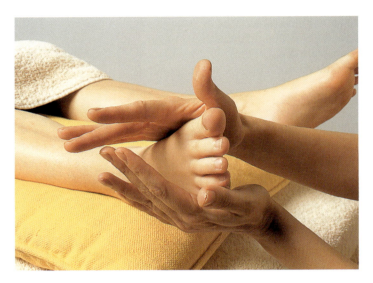

Legen Sie eine Hand an die Fußinnenseite und die andere Hand an die Fußaußenseite. Mithilfe des Handballens an der Fußinnenseite drücken Sie die Fußaußenseite zu sich, während Sie mit der anderen Hand die Innenseite des Fußes von sich wegdrücken. Arbeiten Sie sich an den Fußkanten von der Ferse bis zu den Zehen vor und dann wieder zurück.

Führen Sie diese Bewegungen langsam aus, damit Sie die Wirbelsäule noch mehr entspannen und beweglicher machen.
Wenn Sie den unteren Bereich des Fußes drehen, wird der Kreuzbeinbereich gelockert. Wenn Sie eine Seite des Fußballens bearbeiten, werden Schulterverspannungen sowie der obere Rückenbereich gelockert.

ZEHENLOCKERUNG

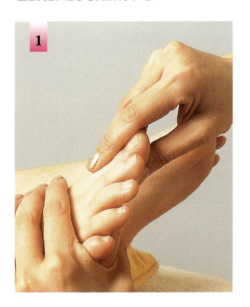
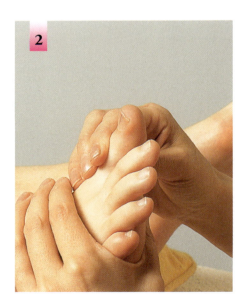
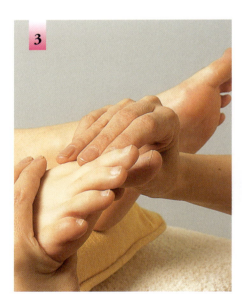

Stützen Sie den Fuß vorsichtig mit einer Hand ab, wobei der Daumen an der Fußsohle liegt und die Finger den Fußrücken umfassen.
Arbeiten Sie mit Daumen und Zeigefinger der anderen Hand in unmittelbarer Nähe der Basis der einzelnen Gelenke.

Dehnen Sie jede Zehe leicht und kreisen Sie sie im und gegen den Uhrzeigersinn (Abbildungen 1–3). Diese Technik steigert die Beweglichkeit der Zehen und lockert die Hals-, Nacken- und Schultermuskulatur.

ENTSPANNUNGSTECHNIKEN

FUSSKREISEN

Stützen Sie die Ferse mit einer Hand ab. Der Daumen liegt an der Fußaußenseite auf dem Knöchel, die Finger an der Fußinnenseite.

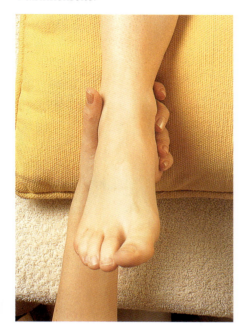

Mit der anderen Hand umfassen Sie den Fuß, wobei die Finger auf dem Fußrücken liegen und sich der Daumen an der Fußsohle befindet. Kreisen Sie den Fuß mehrere Male langsam und vorsichtig zunächst in eine (1) und dann in die entgegengesetzte Richtung (2). Diese Bewegung fördert die Entspannung und steigert die Beweglichkeit des Kreuzbeinbereichs sowie des Beckens.

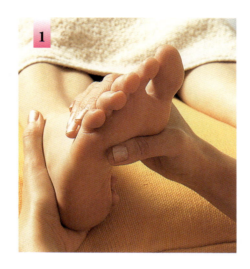
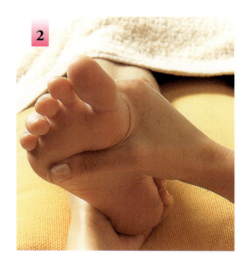

FUSSSCHAUKELN

Legen Sie eine Handfläche an die Fußinnenseite, die andere an die Fußaußenseite. Bewegen Sie Ihre Hände abwechselnd und schnell von einer Seite zur anderen, sodass der Fuß vibriert. Diese Bewegung stimuliert die Durchblutung und den Kreislauf und entspannt die Muskeln in Fuß, Knöchel und Wade.

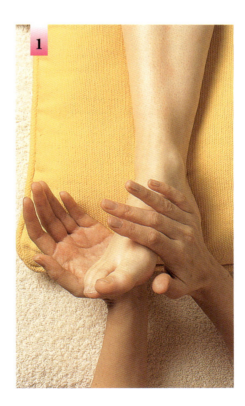
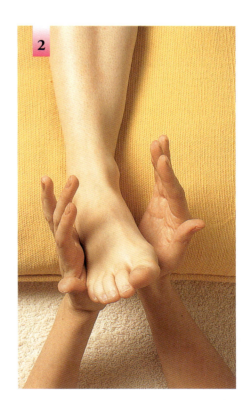

Entspannungstechniken

Entspannung des Kreuzbeinbereichs

Greifen Sie unter die Fersen beider Füße.

Lehnen Sie sich zurück und ziehen Sie die Füße vorsichtig zu sich. Reduzieren Sie die Anspannung dann genauso vorsichtig.

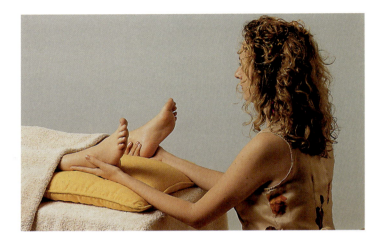
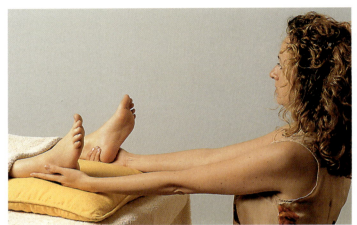

Entspannung des Sonnengeflechts

Das Sonnengeflecht ist eines der Hauptgebiete für die Speicherung von Stress, Nervosität und Anspannung. Druck auf dieses Gebiet führt zu einem Zustand der Entspannung und bewirkt eine tiefere und ruhigere Atmung. Diese Technik, die als die beste Entspannungstechnik gilt, sollte stets den Abschluss einer Behandlung bilden. Die Entspannung des Sonnengeflechts kann an einem oder an beiden Füßen ausgeführt werden.
Zur Lokalisierung des Sonnengeflechts legen Sie eine Hand auf den oberen Teil des Fußrückens und üben leichten Druck aus. An der Fußsohle entsteht daraufhin auf der Zwerchfelllinie eine Vertiefung, die Zone, die dem Sonnengeflecht entspricht (1).
Lassen Sie diesen Fuß los und merken Sie sich den Punkt. Suchen Sie dann das Sonnengeflecht am anderen Fuß.
Nehmen Sie den linken Fuß in Ihre rechte Hand und den rechten Fuß in Ihre linke Hand. Ihre Finger liegen auf dem Fußrücken, Ihre Daumen an der Fußsohle. Legen Sie Ihre Daumen auf den Reflexpunkt des Sonnengeflechts. Üben Sie sehr langsam und vorsichtig Druck darauf aus. Halten Sie den Druck einige Sekunden lang und lassen Sie ihn dann allmählich immer schwächer werden, aber verlieren Sie nicht den Kontakt zu den Füßen. Wiederholen Sie diesen Griff einige Male.
Diese Technik können Sie der Atmung Ihres Massagepartners anpassen. Während er tief einatmet, üben Sie auf die Reflexzone des Sonnengeflechts Druck aus, den Sie beim Ausatmen allmählich reduzieren.

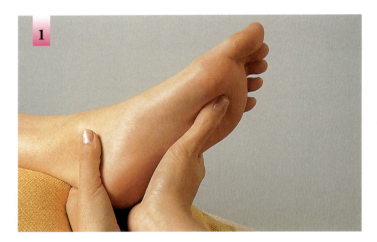
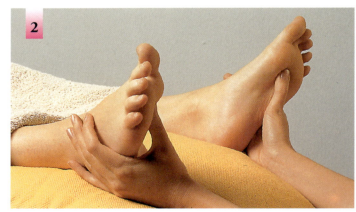

Die einzelnen Schritte

Einführung

Nachdem Sie sich nun mit den Grundtechniken vertraut gemacht haben und einige Entspannungstechniken beherrschen, könnten Sie mit der Arbeit an den Reflexzonen beginnen. Vergessen Sie nicht, dass Sie niemals Krankheiten diagnostizieren sollten, denn Diagnosen sind das alleinige Vorrecht der Ärzte. Die Reflexzonenmassage ist kein Ersatz für schulmedizinische Behandlungsmethoden. Wenn Ihr Massagepartner länger anhaltende Beschwerden hat, sollte er in jedem Fall einen Arzt konsultieren.

Die Dauer der Behandlungen

Die Dauer der Behandlungen und die Druckintensität sind je nach den Bedürfnissen des Einzelnen sehr unterschiedlich. Mit einiger Übung wird eine vollständige Behandlung in der Regel ungefähr 45 Minuten dauern. Für Ihre erste Behandlung sollten Sie mindestens eine Stunde einplanen. Wenn Sie ein Kind behandeln, gilt, je jünger das Kind ist, desto kürzer ist auch die Behandlungszeit. Ein Baby wird lediglich eine fünfminütige Behandlung mit Streichbewegungen brauchen, während ein Kind von 12 Jahren 30 Minuten lang behandelt werden kann. Die Behandlungsdauer verkürzt sich auch, wenn Sie ältere oder sehr kranke Menschen massieren. Die Reflexzonenmassage eignet sich für Menschen aller Altersgruppen und es gibt kaum jemanden, der keinen Nutzen aus einer Behandlung zieht.
Achten Sie darauf, dass die Behandlung nicht zu lange dauert, da Sie den Körper dadurch zu stark stimulieren könnten. Dies könnte übermäßige Ausscheidungen zur Folge haben und zu Durchfall sowie anderen unangenehmen Beschwerden führen.

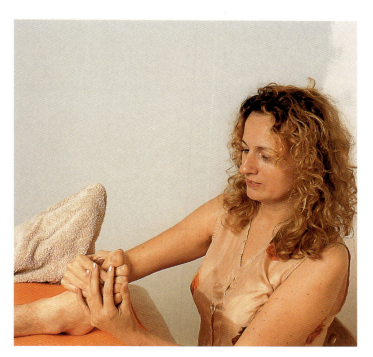

Die Dauer einer vollständigen Behandlung beträgt ungefähr 45 Minuten, sie sollte jedoch den Bedürfnissen des Einzelnen angepasst werden.

Die einzelnen Schritte

Die Druckintensität

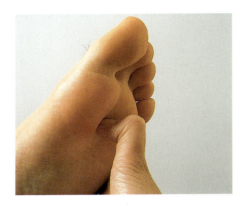

Zu starker Druck kann unangenehm und schmerzhaft sein.

Während der ersten Behandlung ist es wichtig, nur sanften Druck auszuüben und auf die Reaktionen Ihres Massagepartners zu achten. Die erforderliche Druckintensität ist von Mensch zu Mensch verschieden. Wenn Ihr Gegenüber ein leichtes Kitzeln empfindet, dann muss mehr Druck ausgeübt werden. Wenn er jedoch seine Füße zurückzieht, dann ist es offensichtlich angebracht, den Druck zu reduzieren. Sobald Sie wissen, wieviel Druck Sie ausüben können, sollten Sie diesen Druck während der gesamten Behandlung beibehalten.
Interessanterweise wird eine bestimmte Person nicht immer unbedingt dieselbe Druckintensität erfordern. Faktoren wie zum Beispiel ein seelisches Trauma oder hormonelle Veränderungen können dazu führen, dass die Füße empfindlicher werden. Wenn Ihr Massagepartner enorm unter Stress steht oder geschwächt ist, dann sollte nur leichter Druck angewendet werden. Bedenken Sie, dass Medikamente wie Schmerztabletten und andere Mittel, die das Gefühlsempfinden desensibilisieren, die Füße weniger empfindlich machen.
Wenn die Beschwerden nachlassen, werden Sie vielleicht bemerken, dass Sie stärkeren Druck ausüben können. Dies bedeutet jedoch nicht, dass kranke Menschen empfindliche Reflexzonen und gesunde Menschen unempfindliche Reflexzonen haben. Einige kranke Menschen haben sehr unempfindliche Reflexzonen, während manche gesunde Menschen sehr empfindliche Füße haben.
Streichen Sie den Fuß während der Behandlung immer wieder aus. Dieses Ausstreichen ist nicht nur sehr angenehm und entspannend, sondern leitet auch die freigesetzten Toxine ab.

Die Behandlung schmerzhafter Gebiete

Wenn Sie bemerken, dass Reflexzonen empfindlich reagieren, sollten Sie auf diese Gebiete nur kurz leichten Druck ausüben. Die Behandlung sollte niemals konstant auf diesen Reflexpunkten erfolgen. Es ist wesentlich effektiver, zu diesen Zonen immer wieder zurückzukehren und sie am Ende einer Behandlung noch einmal zu massieren. Diese schmerzhaften Gebiete sollten nach und nach verschwinden, während das innere Gleichgewicht und die Gesundheit wiederhergestellt werden.

Die Anzahl der Behandlungen

Bereits die erste Behandlung wird vermutlich Auswirkungen auf den Körper Ihres Massagepartners haben. Während die meisten Reaktionen angenehm sind, können auch kleinere Reizerscheinungen auftreten, wenn sich der Körper von Toxinen befreit. Mögliche negative Reaktionen sollten innerhalb von 24 Stunden abgeklungen sein. Um die besten Resultate zu erzielen sollten Sie versuchen, Ihren Partner ungefähr sieben Mal einmal pro Woche zu behandeln. Eine vollständige Behandlung häufiger als einmal pro Woche durchzuführen ist nicht ratsam, da manche Zonen dadurch überstimuliert werden können. Nach den ersten Behandlungen können die weiteren in Abständen von zwei bis vier Wochen erfolgen.
Wenn Sie Ihren Partner danach mit weiteren Massagen verwöhnen möchten, könnten Sie so oft Sie möchten auf die Entspannungstechniken zurückgreifen.

Empfindungen während der Behandlung

Die meisten Menschen schlafen während einer Behandlung ein, was für den Heilungsprozess von Vorteil ist. Manche Menschen spüren so etwas wie Nadelstiche, während andere in bestimmten Zonen des Fußes einen dumpfen Schmerz empfinden. Ein Prickeln oder Kribbeln entsteht dann, wenn Blockaden durchbrochen werden. Im Allgemeinen wird sich Ihr Partner jedoch entspannt und am Ende der Behandlung leicht und mit neuer Lebenskraft erfüllt fühlen.

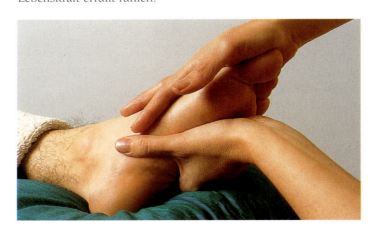

Ein regelmäßiges Ausstreichen der Füße fördert die Entspannung des Patienten und die Ableitung der Toxine.

Die einzelnen Schritte

Die Behandlung

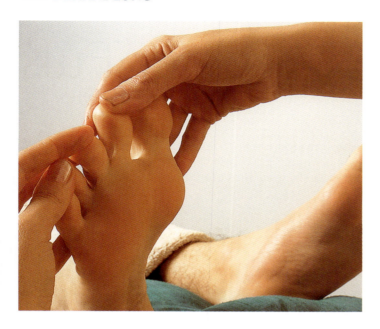

Suchen Sie die Füße vor der Behandlung nach empfindlichen Stellen ab.

Bitten Sie Ihren Partner, sich auf das Bett oder die Couch zu legen. Sorgen Sie dafür, dass er es warm und bequem hat und reinigen Sie die Füße Ihres Massagepartners, falls nötig. Suchen Sie die Füße nach möglichen Schnittwunden, blauen Flecken, Hühneraugen, Warzen, eingewachsenen Zehnägeln oder anderen Problembereichen ab, die empfindlich oder ansteckend sein könnten. Diese Gebiete sollten Sie vorsichtig oder möglicherweise gar nicht behandeln. Denken Sie auch daran, den Fuß, den Sie gerade nicht behandeln, gut einzuwickeln.

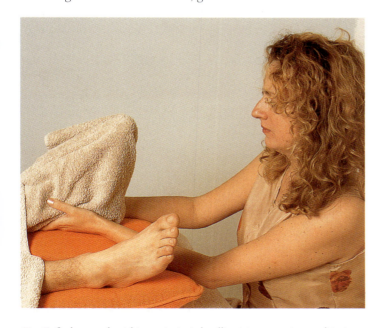

Der Fuß, der gerade nicht massiert wird, sollte stets warm eingepackt sein.

Persönliche Vorbereitung

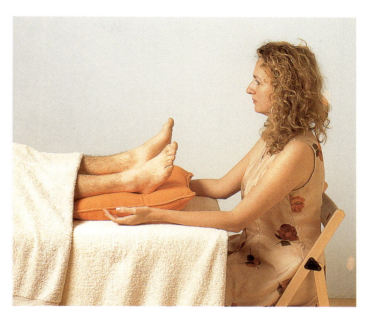

Sie sollten ruhig und entspannt sein, bevor Sie mit der Behandlung beginnen.

Bevor Sie mit der Reflexzonenmassage beginnen, sollten Sie nicht nur Ihre Umgebung und Ihren Partner vorbereiten, sondern auch sich selbst. Konzentrieren Sie sich auf sich selbst und machen Sie sich von allen Gedanken frei. Entspannen Sie bewusst alle angespannten Teile Ihres Körpers, insbesondere Hals-, Nacken-, Rücken- und Schulterbereich. Holen Sie dazu einige Male tief Luft und achten Sie darauf, wie sich Ihre innere Anspannung beim Ausatmen löst und Sie ruhig und entspannt werden.

Die Behandlung erfolgt nach folgendem einfachen Muster:
1. Entspannungstechniken
2. Alle Zehen: Kopf-, Hals- und Nackenzone
3. Fußinnenseite: Wirbelsäule
4. Fußballen: zum Beispiel Brust, Lunge, Schilddrüse
5. Fußgewölbe/Fußrücken: Bauchzonen mit Organen wie Magen, Bauchspeicheldrüse, Gedärme, Nieren
6. Fußaußenseite: Gelenke wie Knie, Hüfte, Ellbogen
7. Ferse: Becken und Beine
8. Knöchel: Geschlechtsorgane und obere Lymphwege
9. Entspannungstechniken

Auf diese Weise bearbeiten Sie jeden Fuß in einer logischen Reihenfolge von den Zehen bis zu den Fersen.

Fußreflexzonenmassage Schritt für Schritt
Rechter Fuß

ENTSPANNUNGSTECHNIKEN

Diese Techniken wurden im vorherigen Kapitel bereits detailliert beschrieben. Deshalb ist hier lediglich die Grundbewegung jeder Technik dargestellt. Vergessen Sie bitte nicht, sich zu Beginn jeder Behandlung auf die Füße Ihres Massagepartners einzustimmen.

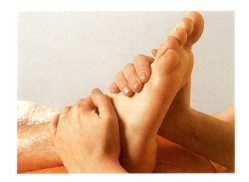
Ausstreichen (Effleurage)

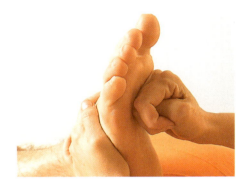
Kneten der Mittelfußknochen

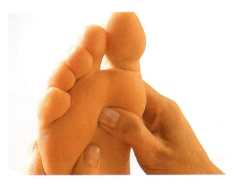
Abwechselnde Daumenkreise

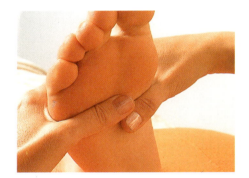
Zickzack-Fußspreiztechnik

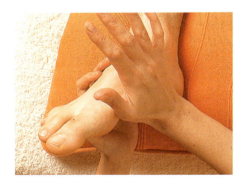
Wirbelsäulenausstreichen

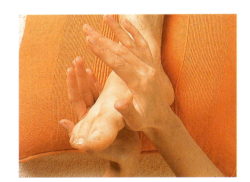
Wirbelsäulendrehung

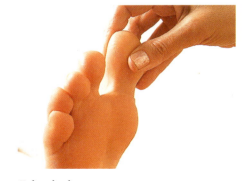
Zehenlockerung

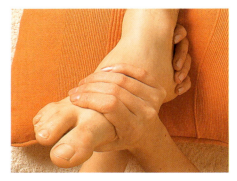
Fußkreisen

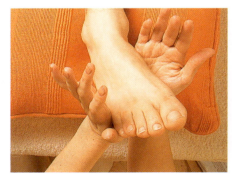
Fußschaukeln

FUSSREFLEXZONENMASSAGE SCHRITT FÜR SCHRITT – RECHTER FUSS

SCHRITT 1 SONNENGEFLECHT, ZWERCHFELL

Diese Zone ist das wichtigste Gebiet für den Spannungsabbau. Zur Lokalisierung der Zone ziehen Sie die Zehen mit Ihrer linken Stützhand etwas zurück, sodass die Zwerchfelllinie deutlich sichtbar wird. Zur Verstärkung der Hebelwirkung legen Sie die Finger der Massagehand auf den Fußrücken.

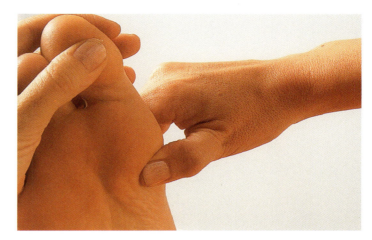

Bewegen Sie sich im Daumengang über die Zwerchfelllinie, und zwar vom medialen Aspekt (Innenseite) des Fußes zur Außenseite.

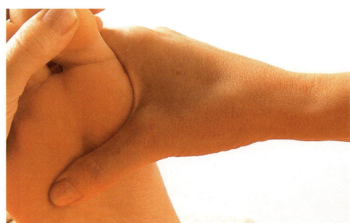

Sobald Sie am Reflexpunkt des Sonnengeflechts angekommen sind, üben Sie leichten Druck aus, während Ihr Massagepartner einatmet. Beim Ausatmen reduzieren Sie den Druck langsam. Wiederholen Sie diesen Vorgang einige Male.

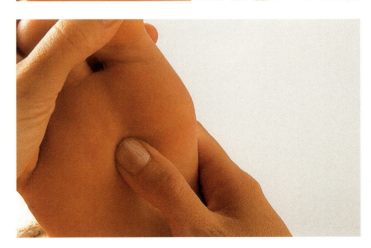

ANWENDUNGSGEBIETE: Entspannung und Abbau von Anspannungen.

FUSSREFLEXZONENMASSAGE SCHRITT FÜR SCHRITT – RECHTER FUSS

SCHRITT 2 KOPF- UND GEHIRN (UNTERSEITE UND SEITEN DER GROSSEN ZEHE)

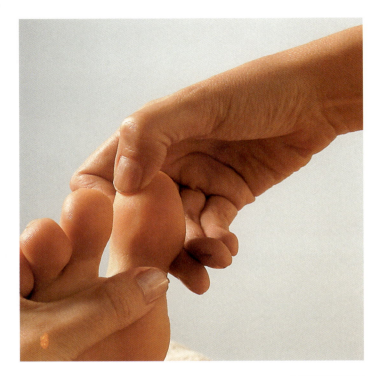

Legen Sie Ihren linken Handballen um die Außenseite des Fußes. Legen Sie die Finger Ihrer linken Hand auf die Oberseite der Zehen und Ihren Daumen an die Unterseite. Wandern Sie dann mit Ihrem rechten Daumen vom äußeren Rand der Basis der großen Zehe nach oben, überqueren Sie die Kuppe der großen Zehe und gehen Sie an der Innenseite wieder herab.

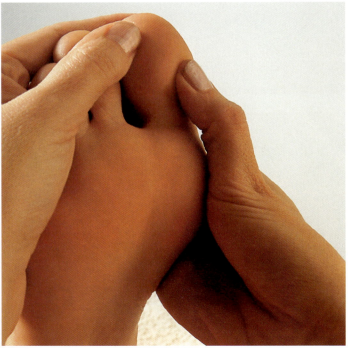

Arbeiten Sie sich dann an der Unterseite der großen Zehe von der Basis bis zur Zehenspitze vor. Wahrscheinlich werden Sie bei der großen Zehe drei bis fünf Daumengänge benötigen, um das gesamte Gebiet abzudecken. Wenn Sie möchten, können Sie die große Zehe auch fußabwärts bearbeiten.

ANWENDUNGSGEBIETE:
Die Massage der Kopf- und Gehirnzone ist besonders hilfreich bei Kopfschmerzen und Migräne sowie bei diversen Problemen des Gehirns wie zum Beispiel bei Gedächtnisschwierigkeiten, Konzentrationsschwäche oder der Unfähigkeit, klare Gedanken zu fassen.

SCHRITT 3 HIRNANHANGDRÜSE (UNTERSEITE DER GROSSEN ZEHE)

Zur Lokalisierung der Reflexzone der Hirnanhangdrüse (Hypophyse) ziehen Sie quer über die breiteste Stelle der großen Zehe eine imaginäre Linie. Der Reflexpunkt Hirnanhangdrüse befindet sich ungefähr in der Mitte dieser Linie. Oft müssen Sie den Fuß etwas abtasten, um diesen Punkt zu finden. Legen Sie die Finger Ihrer linken Hand auf die Oberseite der Zehen und den Daumen an die Unterseite. Mit der äußeren Rundung Ihres rechten Daumens wenden Sie die Hakentechnik auf dem Reflexpunkt der Hirnanhangdrüse an.

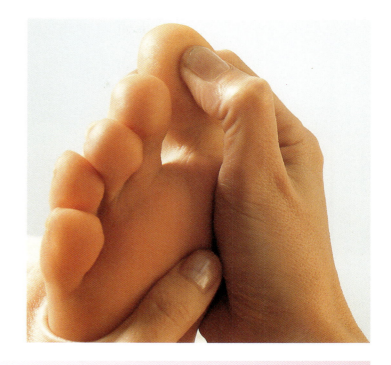

ANWENDUNGSGEBIETE: Alle hormonellen Probleme (dieser Punkt gerät häufig aus dem Gleichgewicht).

SCHRITT 4 GESICHT (OBERSEITE DER GROSSEN ZEHE)

Umfassen Sie die Zehen am Fußrücken mit den Fingern Ihrer linken Hand. Der Daumen befindet sich an der Unterseite der Zehen. Arbeiten Sie sich mit ihrem rechten Zeigefinger im Fingergang an der Oberseite der großen Zehe von der Zehenspitze bis zur Zehenbasis vor. Wenden Sie den Fingergang so lange an, bis Sie die ganze Zehenoberseite abgedeckt haben.

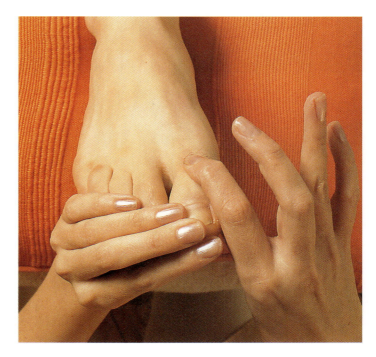

ANWENDUNGSGEBIETE:
Alle Probleme im Gesichtsbereich wie Neuralgien oder Probleme mit Augen, Nase, Mund, Zähnen, Zahnfleisch und Kiefer.

FUSSREFLEXZONENMASSAGE SCHRITT FÜR SCHRITT – RECHTER FUSS

SCHRITT 5 HALS, NACKEN (BASIS DER GROSSEN ZEHE)

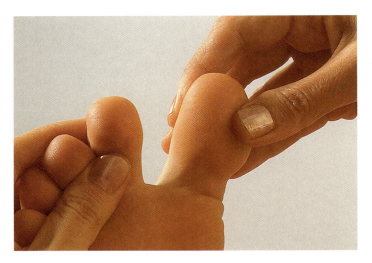

Beginnen Sie mit kreisenden Bewegungen der großen Zehe. Stützen Sie den Fuß mit Ihrer linken Hand ab, halten Sie die große Zehe zwischen Daumen und Zeigefinger Ihrer rechten Hand und kreisen Sie sie im und gegen den Uhrzeigersinn. Diese Übung entspricht dem Kreisen des Nackens. Führen Sie diese Bewegung langsam und vorsichtig aus. Wenn die Zehe knirscht, knackt oder in ihrer Beweglichkeit eingeschränkt ist, deutet dies auf Probleme im Nackenbereich hin.

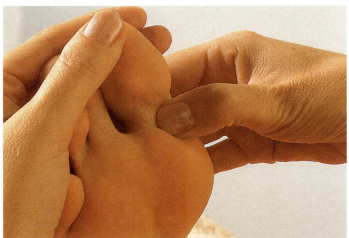

Um den Nacken weiter zu lockern, nehmen Sie die große Zehe vorsichtig zwischen Daumen und Finger Ihrer linken Hand. Zur Behandlung des Nackens gehen Sie auf der Unterseite der Basis der großen Zehe mit Ihrem rechten Daumen den Raupengang von außen nach innen.

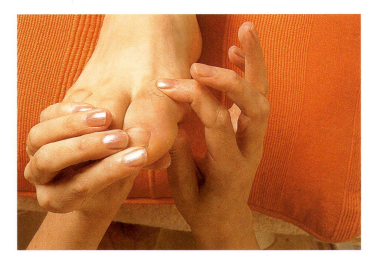

Dann wenden Sie auf der Oberseite der Basis der großen Zehe den Fingergang von außen nach innen an.

ANWENDUNGSGEBIETE:
Alle Beschwerden im Hals- und Nackenbereich, Probleme mit Hals, Mandeln, Stimmbändern, Schilddrüse und Nebenschilddrüse.

SCHRITT 6 NEBENHÖHLEN (UNTERSEITE, SEITEN UND KUPPE DER KLEINEN ZEHEN)

Die Nebenhöhlenreflexpunkte bearbeiten Sie in der Mitte und zu beiden Seiten der kleinen Zehen. Stützen Sie den Fuß zwischen Daumen und Finger Ihrer rechten Hand, wobei der Daumen an der Fußsohle liegt und die Finger sich am Fußrücken befinden. Mit Ihrer linken Hand umfassen Sie den Zeh, den Sie bearbeiten möchten so, dass der Daumen an der Zehenunterseite liegt und sich die Finger zur Stützung und Kontrolle auf der Zehenoberseite befinden. Beginnen Sie an der Kuppe jeder Zehe und arbeiten Sie sich mit ihrem Daumen im Raupengang mit sehr kleinen Schritten fußabwärts bis zur Basis jeder Zehe vor.

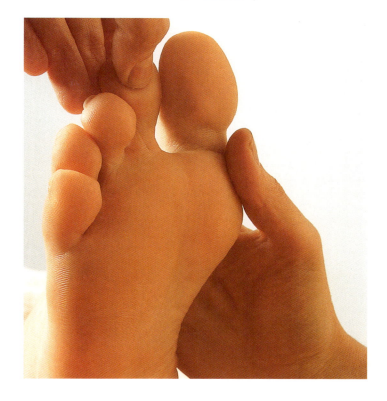

Die Zehenseiten können Sie entweder mit Ihrem Daumen, Ihrem Zeigefinger oder mit beiden gleichzeitig bearbeiten. Führen Sie diese Technik dreimal in der Mitte und an den Seiten jeder Zehe aus. Sie werden vielleicht feststellen, dass die Zehenseiten schwieriger zu bearbeiten sind. Geben Sie jedoch nicht auf!
Diese Technik können Sie auch fußaufwärts anwenden.

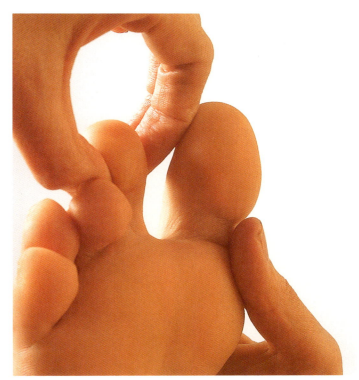

ANWENDUNGSGEBIETE:
Probleme im Nebenhöhlenbereich, Kopfschmerzen aufgrund verstopfter Nebenhöhlen, Heuschnupfen, Katarrhe und Allergien.

FUSSREFLEXZONENMASSAGE SCHRITT FÜR SCHRITT – RECHTER FUSS

SCHRITT 7 ZÄHNE (OBERSEITE DER KLEINEN ZEHEN)

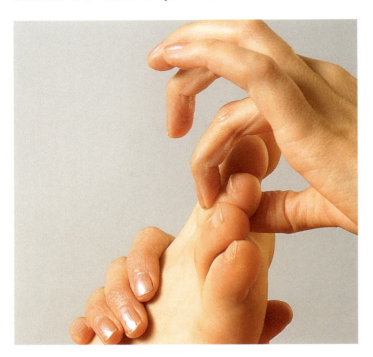

Beginnen Sie an der Nagelbasis und arbeiten Sie sich im Fingergang auf der Oberseite in der Mitte der Zehen und an den Seiten von der Kuppe zur Basis jeder Zehe vor.

ANWENDUNGSGEBIETE: Zahnschmerzen, empfindliches, schmerzendes oder entzündetes Zahnfleisch.

SCHRITT 8 OBERE LYMPHWEGE (ZEHENZWISCHENRÄUME)

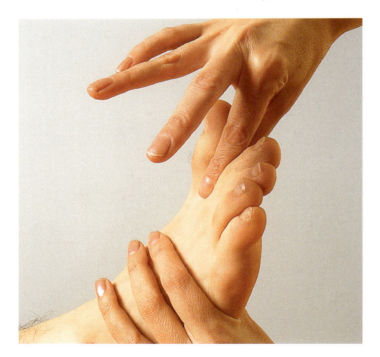

Die Reflexzonen der oberen Lymphwege befinden sich in den Zehenzwischenräumen. Stützen Sie den Fuß mit Ihrer linken Hand ab, wobei sich die Finger auf dem Fußrücken befinden und der Daumen an der Fußsohle liegt. Üben Sie dann mit Daumen und Zeigefinger Ihrer rechten Hand sehr vorsichtig Druck auf die Zwischenräume aus.

ANWENDUNGSGEBIETE: Bei und zur Vorbeugung von Infektionen.

SCHRITT 9   WIRBELSÄULE (FUSSINNENSEITE)

Die Reflexzone der Wirbelsäule verläuft an den Innenseiten des Fußes von der Basis der großen Zehe bis zum Innenknöchel. Zur Entspannung der Wirbelsäule stützen Sie den Fuß mit Ihrer linken Hand ab und streichen mit der rechten Hand an der Fußinnenseite von der großen Zehe bis zur Ferse.

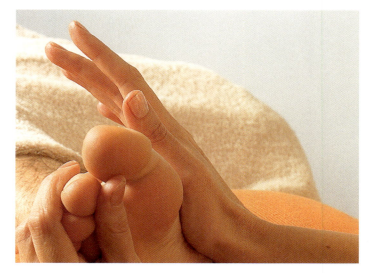

Stützen Sie den Fuß mit einer Hand unter der Ferse. Beginnen Sie mit der anderen Hand an der Basis des Zehnagels der großen Zehe und arbeiten Sie sich im Raupengang an der Fußinnenseite (medialer Aspekt) entlang (1). Die Zone auf der Höhe der Zehnagelbasis entspricht den oberen Wirbeln der Wirbelsäule (Halsbereich). Im Verlauf des Raupengangs bearbeiten Sie auch die Reflexzone der Rückenmitte (Brustbereich) und des unteren Wirbelsäulenbereichs (Lendenbereich) (2).

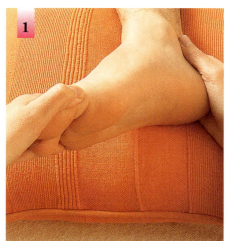 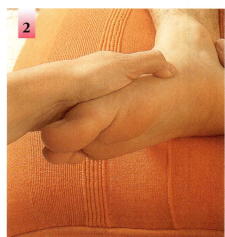

Wechseln Sie nun die Hände und legen Sie Ihre Stützhand auf die Fußoberseite, sodass sich der Daumen an der Fußinnenseite befindet und Ihre Finger die Oberseite des Fußes umschließen. Wiederholen Sie den Daumengang in entgegengesetzter Richtung von der Fersenbasis bis zur Basis des Zehnagels.

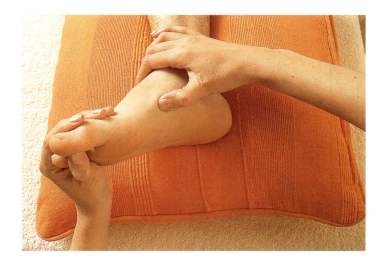

ANWENDUNGSGEBIETE: Alle Rückenprobleme, mangelnde Beweglichkeit, Arthritis und Bandscheibenprobleme.

FUSSREFLEXZONENMASSAGE SCHRITT FÜR SCHRITT – RECHTER FUSS

SCHRITT 10 AUGE, OHR (ZEHENBASIS)

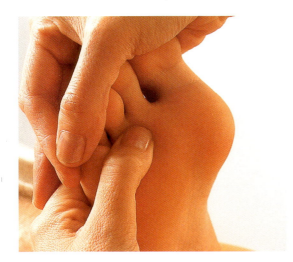

Hier arbeiten Sie sich im Daumengang am Grat der Zehenbasis, der Schultergürtellinie, entlang. Damit Sie diese Zone besser erreichen können, ziehen Sie die Zehen mit Ihrer Stützhand vorsichtig zurück, wobei sich der Daumen an der Unterseite der Zehen befindet und die Finger auf der Oberseite liegen. Wenden Sie dann den Daumengang über den Grat in beiden Richtungen an.

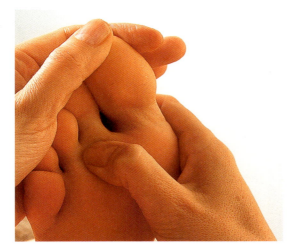

Zur Lokalisierung des Reflexpunktes des rechten Auges arbeiten sie sich im Raupengang über den Grat an der Zehenbasis vor und halten zwischen der zweiten und dritten Zehe inne. Wenden Sie dann die Hakentechnik an und üben Sie festen Druck auf den Augenpunkt aus.

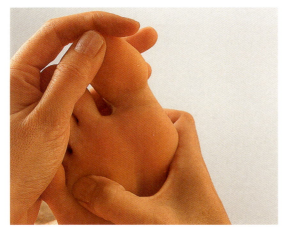

Setzen Sie den Raupengang fort und halten Sie zwischen der vierten und der kleinen Zehe inne. Zur Behandlung des rechten Ohres wenden Sie die Hakentechnik auch auf diese Zone an.

ANWENDUNGSGEBIETE:
Schmerzende, übermüdete oder tränende Augen, Glaukom (grüner Star), Bindehautentzündung und Sehschwierigkeiten. Ohrenschmerzen, mukoide Mittelohrentzündung, Ohrgeräusche, Hörschwierigkeiten, Gleichgewichtsstörungen und Schwindel.

FUSSREFLEXZONENMASSAGE SCHRITT FÜR SCHRITT – RECHTER FUSS

SCHRITT 11 SCHILDDRÜSE, NEBENSCHILDDRÜSE, THYMUSDRÜSE

Die Reflexzonen von Schilddrüse, Nebenschilddrüse und Thymusdrüse befinden sich am Fußballen unterhalb der großen Zehe. Ziehen Sie die Zehen des Fußes vorsichtig mit der linken Hand nach hinten. Legen Sie Ihren rechten Daumen unmittelbar unterhalb des Fußballens auf die Fußinnenseite und arbeiten Sie sich im Daumengang von der Zwerchfelllinie in einem Bogen hoch zwischen die große und die zweite Zehe. Kehren Sie zur Zwerchfelllinie zurück und machen Sie den Raupengang einige Male fußaufwärts, bis Sie das Gebiet unterhalb der großen Zehe vollständig abgedeckt haben. Die Schilddrüse befindet sich in der Mitte des weichen Fußballens unterhalb der großen Zehe. Für dieses Gebiet ist es ratsam, Druckkreise anzuwenden, da diese Reflexzone oft empfindlich reagiert.

Legen Sie die flache weiche Außenseite Ihres Daumens auf die Reflexzone der Schilddrüse und kreisen Sie mit Ihrem Daumen mehrere Male sanft über dieses Gebiet. Nach einigen Druckkreisen sollten mögliche empfindliche Stellen weniger empfindlich sein.

Die Zone der Nebenschilddrüse befindet sich zur Linken der Schilddrüsenreflexzone. Gehen Sie mit Ihrem Daumen etwas nach links und bearbeiten Sie das Gebiet der Nebenschilddrüse mit Druckkreisen.

Die Zone der Thymusdrüse liegt rechts von der Schilddrüse in der Nähe der Wirbelsäulenreflexzone. Gehen Sie mit Ihrem Daumen nach rechts bis fast zur Fußinnenseite und führen Sie auch über dem Reflexpunkt der Thymusdrüse Druckkreise aus.

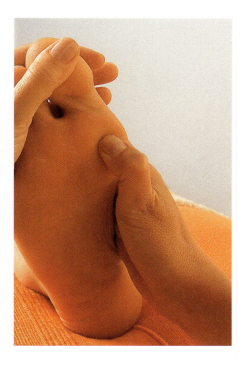
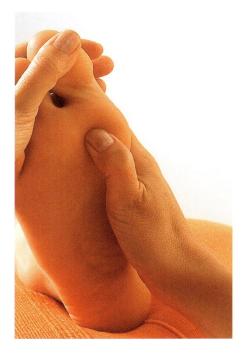
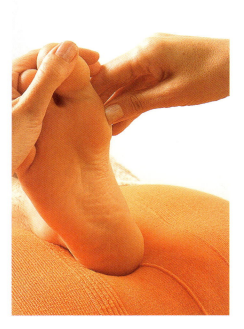

ANWENDUNGSGEBIETE:
Schilddrüsenprobleme, Gewichtsprobleme, Nervosität, Herzklopfen, trockene Haut, Lethargie, Menopause.
Die Thymusdrüse ist wichtig für ein gesundes Immunsystem.

FUSSREFLEXZONENMASSAGE SCHRITT FÜR SCHRITT – RECHTER FUSS

SCHRITT 12 LUNGE, BRUST (FUSSBALLEN)

Das Gebiet der Lunge befindet sich auf dem gesamten Fußballen von der Schultergürtellinie bis zur Zwerchfelllinie. Ziehen Sie die Zehen leicht mit der linken Stützhand zurück, wobei Ihre Finger die Oberseiten der Zehen umschließen und Ihr Daumen an der Unterseite der großen Zehe liegt. Beginnen Sie an der Zehenbasis und gehen Sie mit Ihrem rechten Daumen im Raupengang an der Fußsohle in senkrechten Linien von der Zwerchfelllinie zur Schultergürtellinie herab. Wenden Sie den Daumengang so lange an, bis Sie das gesamte Gebiet zwischen Schultergürtellinie und Zwerchfelllinie abgedeckt haben.

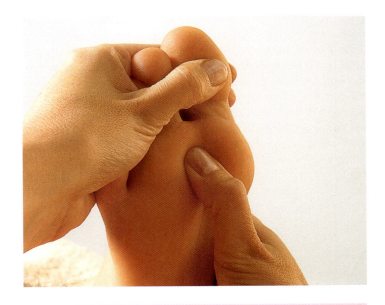

ANWENDUNGSGEBIETE:
Husten und Erkältung, Asthma, Bronchitis, Emphyseme, flache Atmung, Hyperventilation und Panikanfälle.

SCHRITT 13 LUNGE, BRUST, BRUSTDRÜSEN (FUSSRÜCKEN)

Drücken Sie die Zehen mit Ihrer linken Hand vorsichtig nach vorne. Der Daumen liegt dabei an der Fußsohle und die Finger umschließen die Oberseite der Zehen. Arbeiten Sie sich im Fingergang entlang der Furchen auf dem Fußrücken von der Zehenbasis bis zur Zwerchfelllinie. Decken Sie das gesamte Gebiet in vertikalen Linien ab. Sie können auch mehrere Finger gleichzeitig einsetzen.

Sie können den Fuß auch dadurch abstützen, dass Sie Ihre linke Hand zur Faust ballen und unter die Zehen legen. Führen Sie dann den Fingergang genauso wie links beschrieben aus.

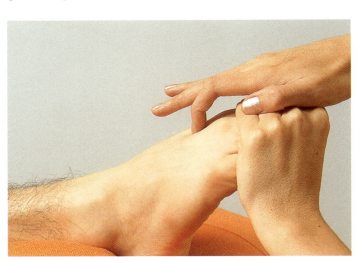
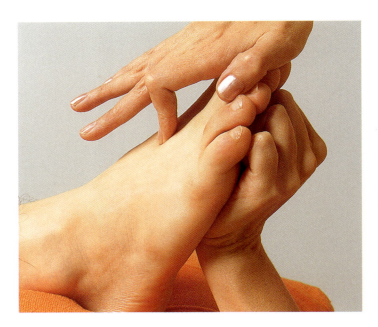

ANWENDUNGSGEBIETE:
Atemprobleme wie in Schritt 12 beschrieben, Brustprobleme wie zum Beispiel schmerzende Brüste aufgrund von PMS (prämenstruelles Syndrom), harmlose Knoten, die bereits untersucht wurden.

SCHRITT 14 LEBER, GALLENBLASE (NUR AM RECHTEN FUSS)

Der Leber entspricht an der Fußsohle eine großes Reflexzone. Stellen Sie sich ein Dreieck vor, das sich quer über die Zwerchfelllinie, von der linken Seite der Zwerchfelllinie bis zur linken Seite der Taillenlinie und von dort aus zur rechten Seite der Zwerchfelllinie erstreckt. Biegen Sie die Zehen von sich weg, damit Sie die Reflexzone besser erreichen können und führen Sie den Raupengang auf der gesamten Zone in diagonalen Linien in beiden Richtungen aus.

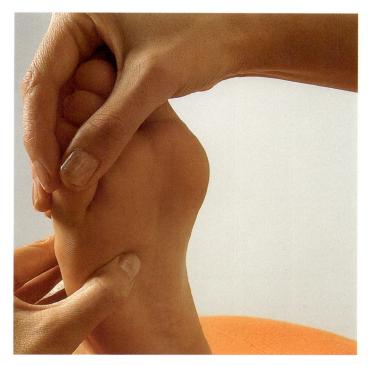

Suchen Sie die Gallenblasenreflexzone, die sich zwischen der Zwerchfelllinie und der Taillenlinie unterhalb der vierten Zehe befindet. Die Zone der Gallenblase scheint ihre Lage bisweilen leicht zu verändern und fühlt sich wie eine Vertiefung oder eine kleine Erhebung an. Da diese Reflexzone häufig ein empfindlicher Punkt ist, wenden Sie hier die Drehtechnik an. Stützen Sie den Fuß mit Ihrer rechten Hand ab und legen Sie die weiche Außenfläche Ihres linken Daumens auf die Gallenblasenreflexzone. Mit Ihrer rechten Stützhand beugen Sie den Fuß langsam gegen Ihren linken Daumen und drehen den Fuß in kreisenden Bewegungen um den Daumen.

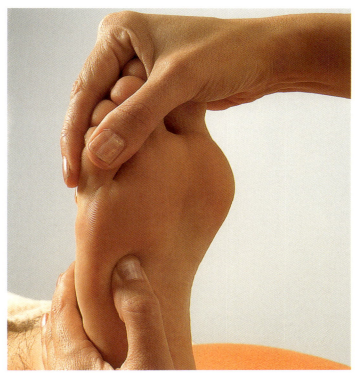

ANWENDUNGSGEBIETE: Verdauungsprobleme, Entgiftung, Abbau von Fetten, Stress.

Schritt 15 Magen, Bauchspeicheldrüse, Zwölffingerdarm

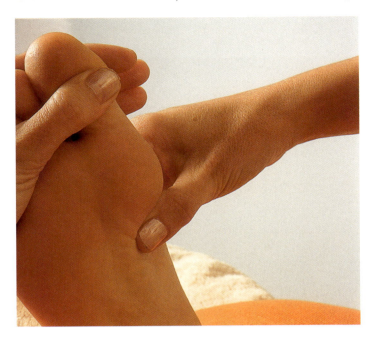

Der Magen, die Bauchspeicheldrüse und der Zwölffingerdarm können sowohl an der rechten als auch an der linken Fußsohle bearbeitet werden. Stützen Sie mit Ihrer linken Hand den Fuß und arbeiten Sie sich im Daumengang unterhalb der Zwerchfelllinie von der Fußinnenseite (Zone 1) bis ungefähr zur Fußmitte (Zone 3) vor.
Wiederholen Sie den Raupengang in horizontalen Linien, bis Sie an der Taillenlinie ankommen. Zur Massage in die entgegengesetzte Richtung können Sie Ihre Hände auch wechseln.

ANWENDUNGSGEBIETE:
Magenprobleme wie zum Beispiel Verdauungsstörungen, Übersäuerung, Geschwüre und Magenkrämpfe.

Schritt 16 Nebenniere

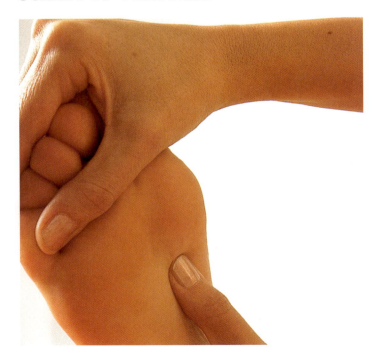

Die Reflexzone der Nebenniere ist normalerweise leicht zu finden, da sie häufig sehr empfindlich reagiert. Wenn Sie die Zehen vorsichtig zurückbiegen, wird eine dicke Sehne sichtbar, die von der großen Zehe bis zur Ferse verläuft. Der Reflexpunkt der Nebenniere befindet sich in der Mitte zwischen der Zwerchfelllinie und der Taillenlinie auf der Innenseite dieser Sehne.
Mit Ihrer rechten Hand umfassen Sie die Ferse, wobei die Finger auf dem Fußrücken liegen, während sich der Daumen an der Fußsohle befindet. Legen Sie dann Ihren linken Daumen auf den Reflexpunkt der Nebenniere. Beugen Sie den Fuß mithilfe Ihrer rechten Hand gegen Ihren linken Daumen und drehen Sie den Fuß um den Daumen.

ANWENDUNGSGEBIETE:
Alle nervösen Störungen, Entzündungen, insbesondere rheumatoide Arthritis, Allergien, vor allem Asthma, mangelnde Energie, Erschöpfungserscheinungen und bei Schmerzen.

FUSSREFLEXZONENMASSAGE SCHRITT FÜR SCHRITT – RECHTER FUSS

SCHRITT 17 NIERE, HARNRÖHRE, BLASE

Ein Teil der Nierenreflexzone befindet sich oberhalb der Taillenlinie zwischen den Zonen 2 und 3. Die andere Hälfte, die Harnröhrenreflexzone und die Blasenreflexzone befinden sich unterhalb der Taillenlinie. Nachdem Sie den Reflexpunkt der Nebenniere mit der Drehtechnik bearbeitet haben, wandern Sie mit dem Daumen etwas fußabwärts und finden dort den Nierenreflexpunkt. Mit der Daumenspitze, die zu den Zehen zeigt, üben Sie auf dieses Gebiet Druck aus und kreisen mit Ihrem Daumen mehrere Male vorsichtig über die Reflexzone der Niere.

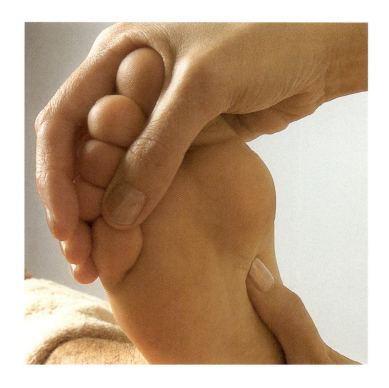

Drehen Sie dann Ihren Daumen, sodass er fußabwärts zeigt. Arbeiten Sie sich im Raupengang am Harnröhrenreflexpunkt hinab zur Fußinnenseite, bis Sie die Blasenreflexzone erreichen, die sich unterhalb des Innenknöchels befindet. Die Reflexzone der Blase wirkt häufig leicht geschwollen. Für diesen Bereich wenden Sie entweder den Daumengang oder Druckkreise an.

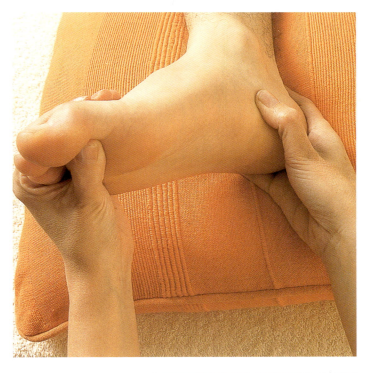

ANWENDUNGSGEBIETE: Blaseninfektion, Harnblasenentzündung, Harnverhaltung, Bettnässen, Inkontinenz.

SCHRITT 18 DÜNNDARM

Stützen Sie den Fuß mit Ihrer linken Hand nach hinten ab und arbeiten Sie sich im Raupengang mit Ihrem rechten Daumen in horizontalen Linien von unterhalb der Taillenlinie bis zur Beckenbodenlinie vom medialen Aspekt des Fußes bis zu Zone 4 vor.

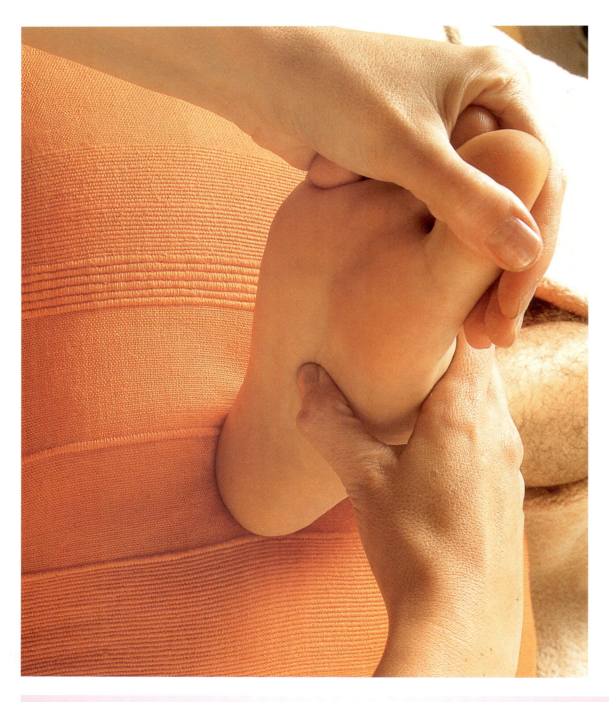

ANWENDUNGSGEBIETE: Verdauungsprobleme, Krämpfe im Bauchraum.

FUSSREFLEXZONENMASSAGE SCHRITT FÜR SCHRITT – RECHTER FUSS

SCHRITT 19 BAUHIN-KLAPPE, AUFSTEIGENDER UND QUER LIEGENDER DICKDARM

Die Reflexzone des Dickdarms schmiegt sich um die des Dünndarms. Zur Lokalisierung des Reflexpunktes der Bauhin-Klappe gehen Sie mit Ihrem Daumen in Zone 5 am unteren Drittel der Fußsohle in Richtung Ferse entlang. Oberhalb der Beckenbodenlinie stoßen Sie auf eine Vertiefung, die den Reflexpunkt der Bauhin-Klappe bildet. Üben Sie mit Ihrem linken Daumen Druck auf diesen Punkt aus und kreisen Sie mehrere Male über die Reflexzone.

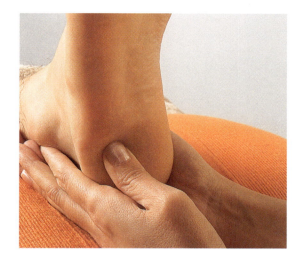

Arbeiten Sie sich dann mit Ihrem linken Daumen im Raupengang über die Reflexzone des aufsteigenden Dickdarms in Zone 5 in Richtung Taillenlinie vor. An oder etwas unterhalb der Taillenlinie werden Sie eine Schwellung bemerken, die der rechten Dickdarmkrümmung entspricht. Kreisen Sie mehrere Male mit Ihrem Daumen über dieses Gebiet.

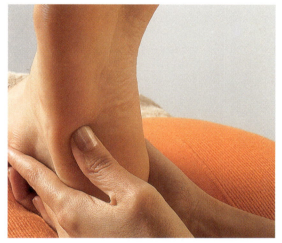

Drehen Sie dann den Daumen um 90° nach rechts und arbeiten Sie sich im Raupengang in horizontaler Richtung am Reflexpunkt des quer liegenden Dickdarms entlang. Dabei folgen Sie der Taillenlinie bis zur Innenseite der Fußsohle.

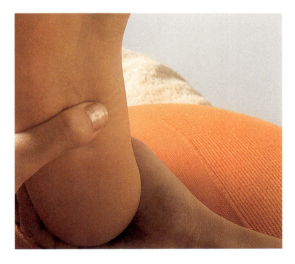

ANWENDUNGSGEBIETE: Verstopfung, Durchfall, Reizkolon.

FUSSREFLEXZONENMASSAGE SCHRITT FÜR SCHRITT – RECHTER FUSS

SCHRITT 20 SCHULTER, ARM, ELLBOGEN, HÜFTE, KNIE, BEIN (FUSSAUSSENSEITE)

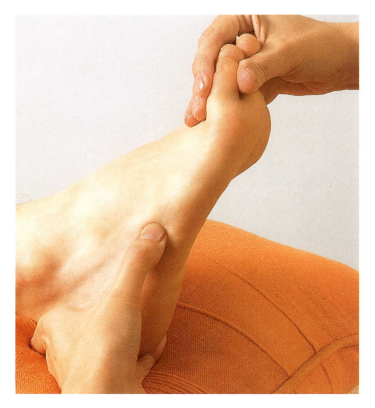

Die Reflexzonen der Körpergelenke befinden sich an der Fußaußenseite (während die Reflexzone der Wirbelsäule an der Fußinnenseite verläuft).
Umfassen Sie die Zehen des Fußes mit Ihrer rechten Hand, wobei der Daumen an der Unterseite der Zehen liegt und sich die Finger auf der Oberseite befinden. Wenden Sie mit Ihrem linken Daumen den Raupengang an der Fußaußenseite in vertikaler Richtung von der Ferse bis zur kleinen Zehe an.

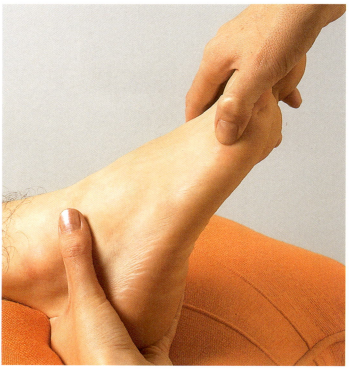

Wenn Sie möchten, können Sie auch Ihre linke Hand um die rechte Ferse legen und den Daumengang mit der rechten Hand in umgekehrter Richtung von der kleinen Zehe bis zur Ferse gehen. Wenn Sie dabei auf empfindliche Stellen stoßen, kreisen Sie vorsichtig mit Ihrem Daumen mehrere Male darüber. Der Schulterreflexpunkt auf dem Knochenvorsprung an der Basis der kleinen Zehe könnte zum Beispiel stärkere Aufmerksamkeit erfordern.
Dieses Gebiet können Sie auch mit Ihrem Zeigefinger bearbeiten.

ANWENDUNGSGEBIETE:
Alle Gelenkprobleme wie Arthritis, Sportverletzungen, Tennisellbogen, schmerzhafte Schultersteife und Dienstmädchenknie.

SCHRITT 21 ISCHIASNERV, BECKEN

Das Gebiet um die Achillessehne wird bei Problemen mit dem Ischiasnerv bearbeitet sowie bei chronischen Beschwerden der Prostata, der Gebärmutter und des Mastdarms.

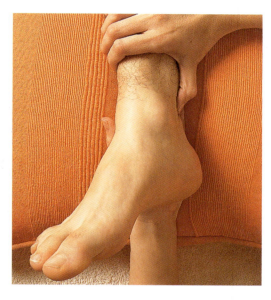

Halten Sie den Fußballen mit Ihrer linken Hand und beginnen Sie ungefähr 15 cm oberhalb des Innenknöchels mit Ihrem rechten Daumen den Raupengang vom Gebiet der Achillessehne bis zur Ferse.

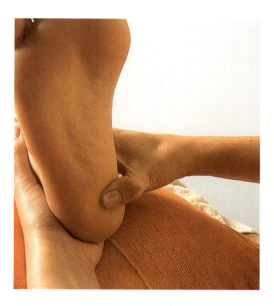

Massieren Sie entlang der Linie des Ischiasnervs auf dem Fersenpolster.

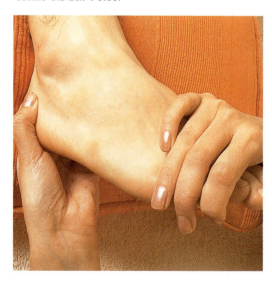

Arbeiten Sie sich dann im Daumengang an der Fußaußenseite entlang die Achillessehne hinauf. Falls nötig, können Sie auch Stütz- und Massagehand wechseln.

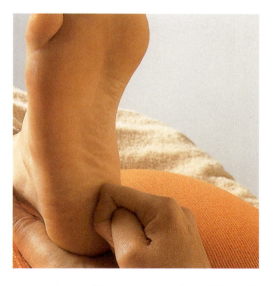

Bei Beckenproblemen ist es sehr effektiv, das Fersenpolster an der Fußsohle zu bearbeiten. Umfassen Sie die Ferse mit Ihrer linken Hand und führen Sie mit den Fingerknöcheln Ihrer rechten Hand kreisende Bewegungen auf dieser Zone aus.

ANWENDUNGSGEBIETE:
Ischias, Beschwerden im Kreuzbeinbereich und Hüftprobleme, chronische Probleme mit Gebärmutter, Prostata und Mastdarm.

FUSSREFLEXZONENMASSAGE SCHRITT FÜR SCHRITT – RECHTER FUSS

SCHRITT 22 GEBÄRMUTTER, PROSTATA (UNTERHALB DES INNENKNÖCHELS)

Die Reflexzone der Geschlechtsorgane liegt in der Knöchelgegend. Zur Lokalisierung des Reflexpunktes der Gebärmutter beziehungsweise der Prostata legen Sie Ihren rechten Zeigefinger auf den Innenknöchel und den Mittelfinger auf die Fersenspitze. Ziehen Sie in Gedanken eine Linie zwischen den Fingern. Der Reflexpunkt der Gebärmutter beziehungsweise der Prostata befindet sich in der Mitte dieser Linie. Legen Sie Ihren Zeigefinger auf diesen Punkt und führen Sie Druckkreise aus.

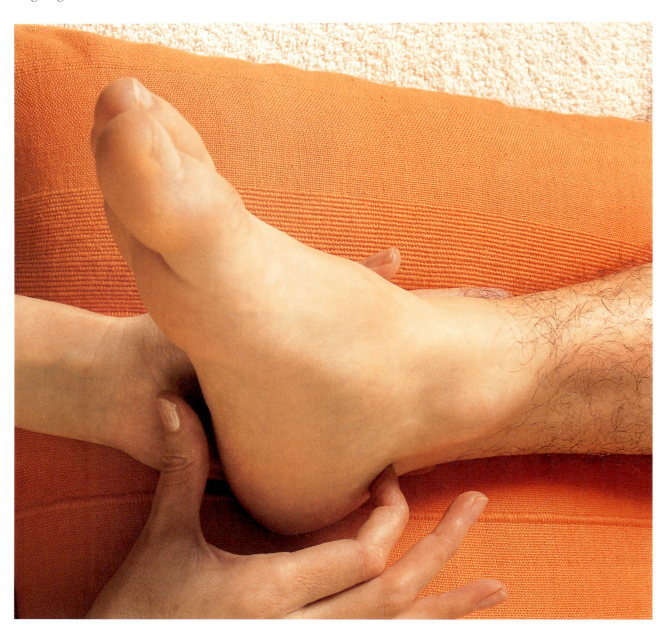

ANWENDUNGSGEBIETE:
Alle Menstruationsprobleme, schmerzhafte und unregelmäßige, sehr schwache oder starke Menstruation, Fruchtbarkeitsprobleme, PMS (prämenstruelles Syndrom), Menopause, Prostataprobleme.

FUSSREFLEXZONENMASSAGE SCHRITT FÜR SCHRITT – RECHTER FUSS

SCHRITT 23 SAMENLEITER, EILEITER, LYMPHKNOTEN DER LEISTENBEUGE (FUSSANSATZ)

Arbeiten Sie mit Ihrer linken Hand im Daumen- oder Fingergang vom Innenknöchel quer über den Fußansatz bis zum Außenknöchel. Dieses Gebiet sollte in beiden Richtungen bearbeitet werden. Die rechte Hand stützt den Fuß.

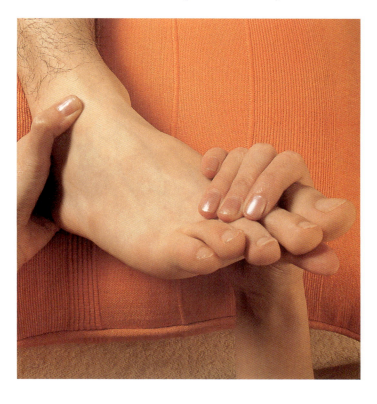

Diese Zone kann sehr empfindlich sein. Denken Sie bitte daran, empfindliche Gebiete vorsichtig mit kreisenden Bewegungen zu massieren.

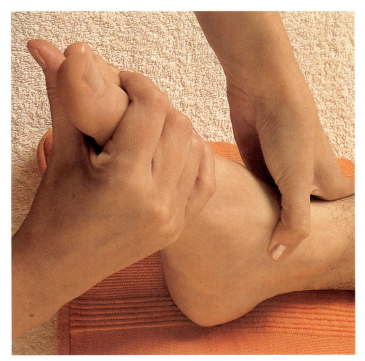

ANWENDUNGSGEBIETE:
Probleme mit den Geschlechtsorganen, Anschwellen der Füße. Toxine werden abgeleitet und das Immunsystem wird gestärkt.

FUSSREFLEXZONENMASSAGE SCHRITT FÜR SCHRITT – RECHTER FUSS

SCHRITT 24 HODEN, EIERSTOCK (UNTERHALB DES AUSSENKNÖCHELS)

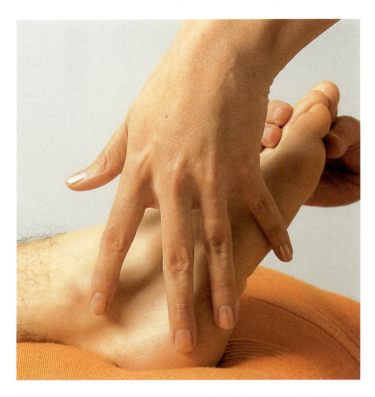

Die Reflexzone des Hodens beziehungsweise des Eierstocks befindet sich in der Mitte einer imaginären diagonalen Linie zwischen Außenknöchel und Fersenspitze.

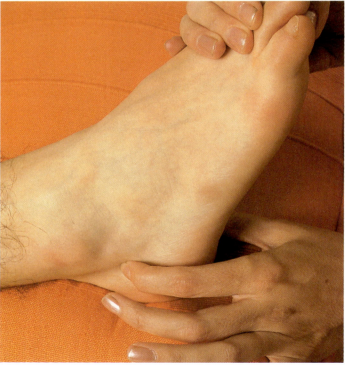

Bearbeiten Sie diese Zone mit kleinen Kreisbewegungen Ihres linken Zeigefingers.

ANWENDUNGSGEBIETE:
Fruchtbarkeitsprobleme, Unregelmäßigkeiten bei der Menstruation, Zysten an den Eierstöcken, Menopause.

SCHRITT 25 ABSCHLUSS DES RECHTEN FUSSES

Streichen Sie den ganzen Fuß mit beiden Händen von den Zehen bis zu den Knöcheln aus. Umkreisen Sie die Knöchel und kehren Sie zu den Zehen zurück. Diese Streichbewegungen dienen zur Ableitung von Toxinen, die während der Reflexzonenmassage freigesetzt wurden, und zur vollkommenen Entspannung des rechten Fußes. Decken Sie dann den rechten Fuß ab.

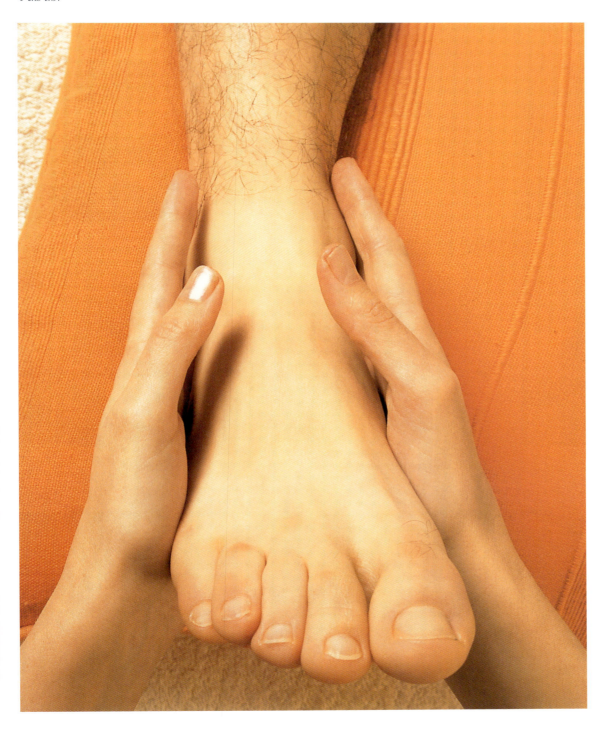

Fußreflexzonenmassage
Schritt für Schritt
Linker Fuß

ENTSPANNUNGSTECHNIKEN

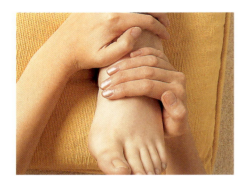
Ausstreichen (Effleurage)

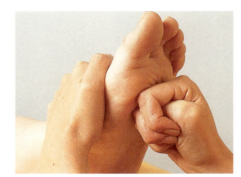
Kneten der Mittelfußknochen

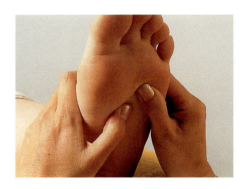
Abwechselnde Daumenkreise

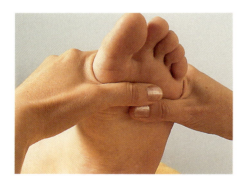
Zickzack-Fußspreiztechnik

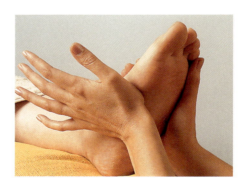
Wirbelsäulenausstreichen

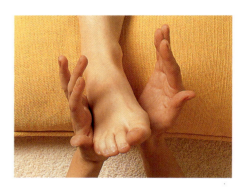
Wirbelsäulendrehung

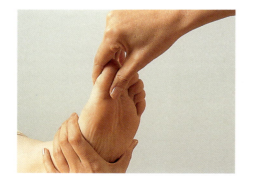
Zehenlockerung

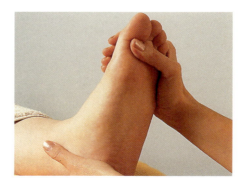
Fußkreisen

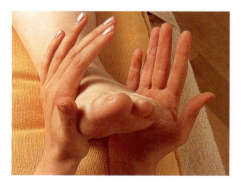
Fußschaukeln

FUSSREFLEXZONENMASSAGE SCHRITT FÜR SCHRITT – LINKER FUSS

SCHRITT 1 SONNENGEFLECHT, ZWERCHFELL

Zur Lokalisierung der Reflexzone des Sonnengeflechts und des Zwerchfells ziehen Sie die Zehen vorsichtig mit Ihrer linken Stützhand zurück, sodass die Zwerchfelllinie deutlich sichtbar wird. Ihr Daumen befindet sich an der Unterseite der Zehen, Ihre Finger auf der Oberseite.

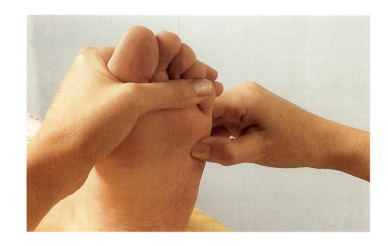

Bearbeiten Sie die Zwerchfelllinie mit Ihrem rechten Daumen im Raupengang von der Fußaußenseite zur Fußinnenseite.

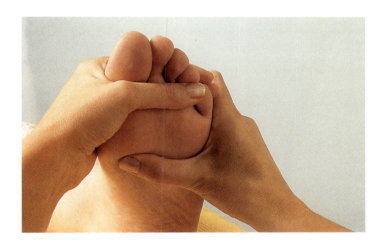

Sobald Sie am Reflexpunkt des Sonnengeflechts angekommen sind, üben Sie mit dem Daumen leichten Druck aus, während Ihr Massagepartner einatmet. Beim Ausatmen reduzieren Sie den Druck langsam. Wiederholen Sie diesen Vorgang mehrere Male.

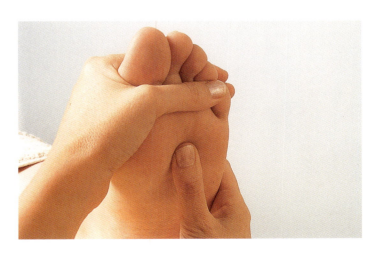

ANWENDUNGSGEBIETE: Entspannung und Abbau von Anspannungen.

FUSSREFLEXZONENMASSAGE SCHRITT FÜR SCHRITT – LINKER FUSS

SCHRITT 2 KOPF UND GEHIRN (UNTERSEITE UND SEITE DER GROSSEN ZEHE)

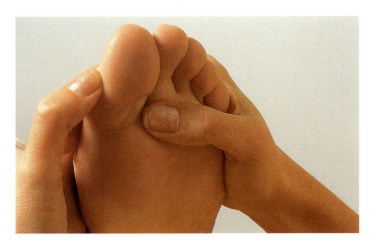

Legen Sie die Finger Ihrer rechten Hand über die Zehenoberseiten und Ihren Daumen an die Unterseite. Beginnen Sie den Daumengang mit Ihrem linken Daumen am äußeren Rand der Basis der großen Zehe.

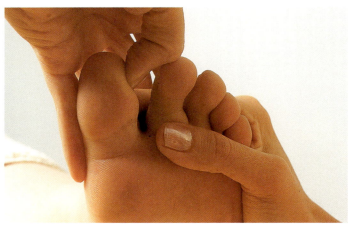

Wandern Sie an der Außenseite der Zehe hinauf, überqueren Sie die Kuppe der große Zehe und gehen Sie an der Innenseite wieder herab.

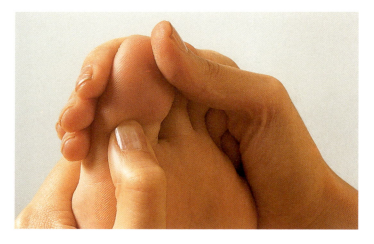

Arbeiten Sie sich dann mit Ihrem linken Daumen auf der Unterseite der großen Zehe mehrere Male von der Basis bis zur Zehenspitze vor und decken Sie so die gesamte Zone ab. Die rechte Hand stützt den Fuß.

ANWENDUNGSGEBIETE:
Die Massage der Kopf- und Gehirnzone ist besonders hilfreich bei Kopfschmerzen und Migräne sowie bei diversen Problemen des Gehirns wie zum Beispiel bei Gedächtnisschwierigkeiten, Konzentrationsschwäche oder der Unfähigkeit, klare Gedanken zu fassen.

SCHRITT 3 HIRNANHANGDRÜSE (GROSSE ZEHE)

Zur Lokalisierung der Reflexzone der Hirnanhangdrüse (Hypophyse) ziehen Sie quer über die breiteste Stelle der großen Zehe eine imaginäre Linie. Der Reflexpunkt der Hirnanhangdrüse befindet sich ungefähr in der Mitte dieser Linie, aber denken Sie daran, dass Sie den Punkt oft erst noch suchen müssen, indem Sie den Fuß abtasten. Legen Sie die Finger Ihrer rechten Hand auf die Oberseite der Zehen und Ihren Daumen an die Unterseite. Mit der äußeren Rundung Ihres linken Daumens wenden Sie die Hakentechnik auf den Reflexpunkt der Hirnanhangdrüse an.

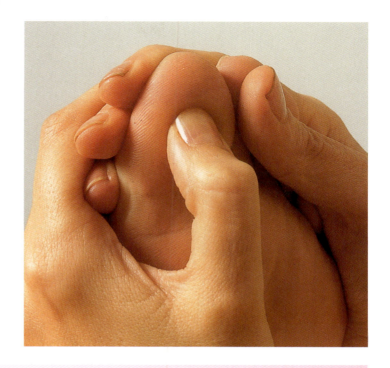

ANWENDUNGSGEBIETE: Alle hormonellen Probleme (dieser Punkt gerät häufig aus dem Gleichgewicht).

SCHRITT 4 GESICHT (OBERSEITE DER GROSSEN ZEHE)

Legen Sie Ihre linke Hand unmittelbar unterhalb der Zehenbasis über den Fußrücken. Der Daumen befindet sich unter der Fußsohle, die Finger liegen auf dem Fußrücken. Arbeiten Sie sich mit Ihrem rechten Zeigefinger an der Oberseite der großen Zehe von der Zehenspitze bis zur Basis vor, bis Sie die gesamte Zone abgedeckt haben. Falls Sie die Bewegung Ihrer Finger gut koordinieren können, können Sie hierfür auch Ihren Zeigefinger und Ihren Mittelfinger benutzen.

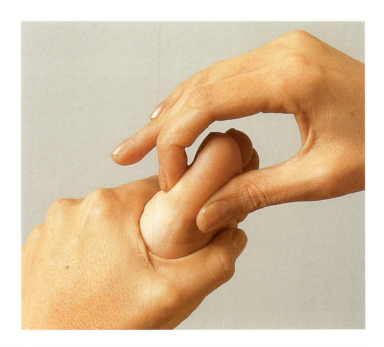

ANWENDUNGSGEBIETE:
Alle Probleme im Gesichtsbereich zum Beispiel Neuralgien oder Probleme mit Augen, Nase, Mund, Zähnen, Zahnfleisch und Kiefer.

FUSSREFLEXZONENMASSAGE SCHRITT FÜR SCHRITT – LINKER FUSS

SCHRITT 5 HALS, NACKEN (BASIS DER GROSSEN ZEHE)

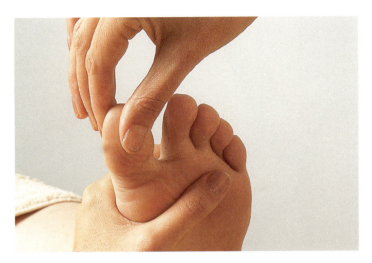

Beginnen Sie mit kreisenden Bewegungen der großen Zehe. Stützen Sie den Fuß mit Ihrer linken Hand und halten Sie die große Zehe zwischen Daumen und Zeigefinger Ihrer rechten Hand. Um die Beweglichkeit des Nackens zu steigern, kreisen Sie die Zehe im und gegen den Uhrzeigersinn.

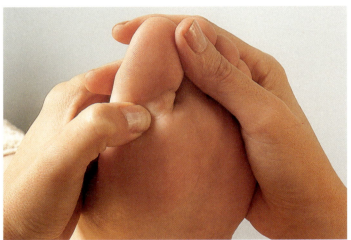

Legen Sie dann Ihre rechte Hand um den Fuß. Die Finger befinden sich auf der Oberseite der Zehen, der Daumen an der Unterseite. Arbeiten Sie sich mit Ihrem linken Daumen über die Unterseite der Basis der großen Zehe.

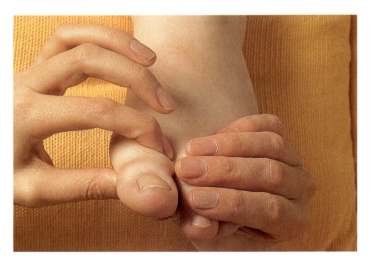

Dann wenden Sie auf die Oberseite der Basis der großen Zehe den Fingergang von der Außen- zur Innenseite an.

ANWENDUNGSGEBIETE:
Alle Beschwerden im Hals- und Nackenbereich, Probleme mit Hals, Mandeln, Stimmbändern, Schilddrüse und Nebenschilddrüse.

FUSSREFLEXZONENMASSAGE SCHRITT FÜR SCHRITT – LINKER FUSS

SCHRITT 6 NEBENHÖHLEN (UNTERSEITE, SEITEN UND KUPPE DER KLEINEN ZEHEN)

Stützen Sie den Fuß Ihres Massagepartners zwischen Daumen und Finger Ihrer rechten Hand ab. Der Daumen befindet sich an der Fußsohle, die Finger auf der Oberseite der Zehen. Gehen Sie mit Ihrem linken Daumen im Raupengang sehr kleine Schritte von der Kuppe bis zur Basis jeder Zehe.

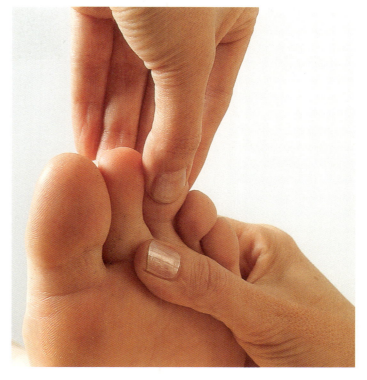

Bearbeiten Sie dann die Zehenseiten mit Ihrem linken Daumen, mit dem linken Zeigefinger oder mit Daumen und Zeigefinger gleichzeitig fußabwärts. Wenn Sie es vorziehen, können Sie die Zehen auch fußaufwärts bearbeiten. Effektiver und auch sinnvoller ist es jedoch, fußabwärts zu arbeiten, damit der Fuß in Richtung Lymphknoten ausgestrichen und entwässert werden kann.

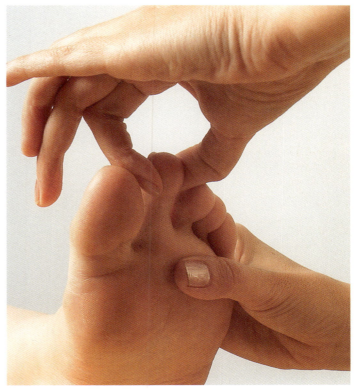

ANWENDUNGSGEBIETE:
Probleme im Nebenhöhlenbereich, Kopfschmerzen aufgrund verstopfter Nebenhöhlen, Heuschnupfen, Katarrhe und Allergien.

SCHRITT 7 ZÄHNE (OBERSEITE DER KLEINEN ZEHEN)

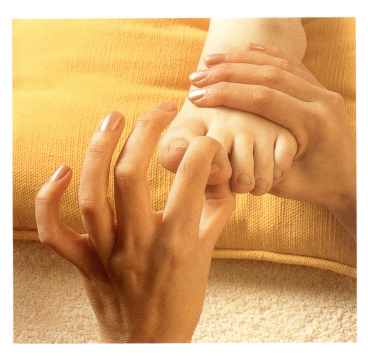

Legen Sie Ihre rechte Hand über den Fußrücken, wobei der Daumen an der Fußsohle liegt. Beginnen Sie an der Nagelbasis und arbeiten Sie sich mit Ihrem linken Zeigefinger im Fingergang fußabwärts an den Oberseiten der kleinen Zehen entlang.

ANWENDUNGSGEBIETE: Zahnschmerzen, empfindliches, schmerzendes oder entzündetes Zahnfleisch.

SCHRITT 8 OBERE LYMPHWEGE (ZEHENZWISCHENRÄUME)

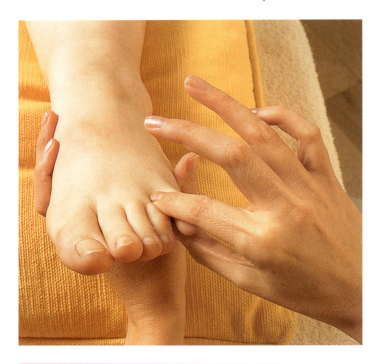

Stützen Sie den Fuß mit Ihrer linken Hand. Üben Sie mit Daumen und Zeigefinger Ihrer rechten Hand sehr vorsichtig Druck auf die Zehenzwischenräume aus.

ANWENDUNGSGEBIETE: Bei und zur Vorbeugung von Infektionen.

FUSSREFLEXZONENMASSAGE SCHRITT FÜR SCHRITT – LINKER FUSS

SCHRITT 9 WIRBELSÄULE (FUSSINNENSEITE)

Die Reflexzone der Wirbelsäule verläuft an der Innenseite des Fußes von der Basis der großen Zehe bis zum Innenknöchel. Umfassen Sie die Ferse des Fußes mit Ihrer linken Hand.

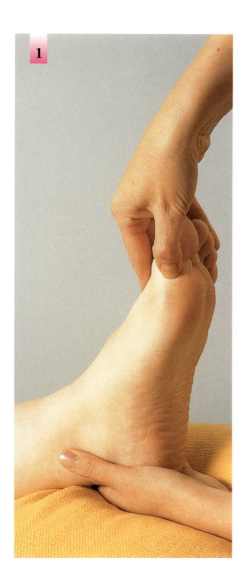
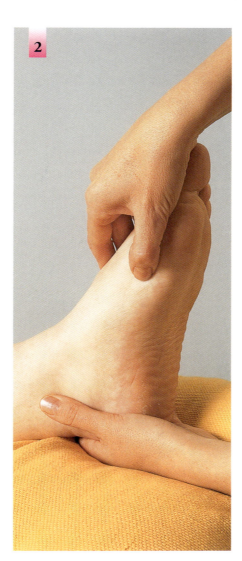
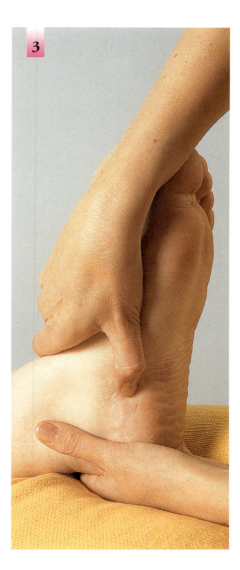

Arbeiten Sie sich mit Ihrem rechten Daumen im Raupengang an der Fußinnenseite von der Basis des großen Zehnagels bis zur Ferse hinunter (Abbildungen 1–3). Wenn Sie dabei auf körnige oder empfindliche Stellen stoßen, zerreiben Sie diese Kristalle durch vorsichtiges Massieren.

Sie können auch in umgekehrter Richtung von der Ferse bis zur Basis des Zehnagels arbeiten.

ANWENDUNGSGEBIETE: Alle Rückenprobleme, mangelnde Beweglichkeit, Arthritis und Bandscheibenprobleme.

FUSSREFLEXZONENMASSAGE SCHRITT FÜR SCHRITT – LINKER FUSS

SCHRITT 10 AUGE, OHR (ZEHENBASIS)

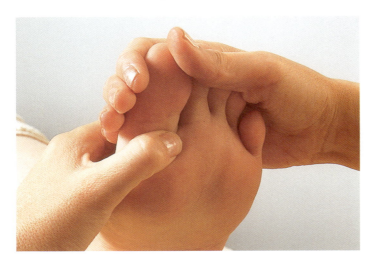

Ziehen Sie die Zehen mit Ihrer Stützhand vorsichtig zurück und wenden Sie mit dem linken Daumen den Raupengang auf dem Grat an der Zehenbasis in beide Richtungen an.

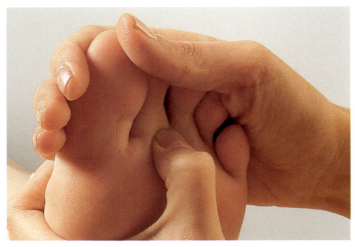

Zur Lokalisierung des Reflexpunktes des linken Auges gehen Sie im Daumengang an der Zehenbasis entlang und halten zwischen der zweiten und dritten Zehe inne. Wenden Sie die Hakentechnik an und üben Sie festen Druck auf diesen Punkt aus.

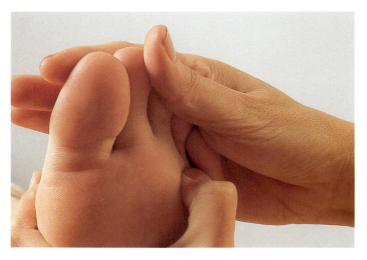

Um den Reflexpunkt des linken Ohres zu finden, setzen Sie den Raupengang fort, bis Sie zwischen der vierten und der kleinen Zehe ankommen. Wenden Sie die Hakentechnik auch auf diese Zone an.

ANWENDUNGSGEBIETE:
Schmerzende, übermüdete oder tränende Augen, Glaukom (grüner Star), Bindehautentzündung und Sehschwierigkeiten. Ohrenschmerzen, mukoide Mittelohrentzündung, Ohrgeräusche, Hörschwierigkeiten, Gleichgewichtsstörungen und Schwindel.

FUSSREFLEXZONENMASSAGE SCHRITT FÜR SCHRITT – LINKER FUSS

SCHRITT 11 SCHILDDRÜSE, NEBENSCHILDDRÜSE, THYMUSDRÜSE

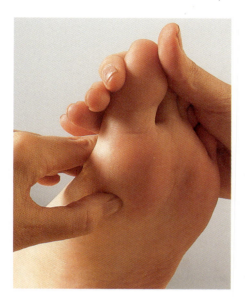

Stützen Sie die Zehen mit Ihrer rechten Hand ab. Legen Sie Ihren linken Daumen unmittelbar unterhalb des Fußballens auf die Zwerchfelllinie an der Fußinnenseite.

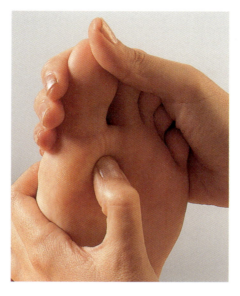

Arbeiten Sie sich in einem Bogen nach oben zwischen die große und die zweite Zehe. Bearbeiten Sie das Polster unterhalb der großen Zehe im Raupengang, bis Sie das Gebiet abgedeckt haben.

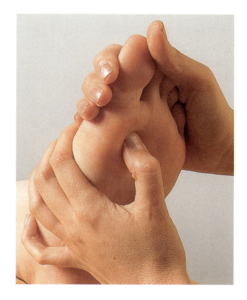

Suchen Sie den Reflexpunkt der Schilddrüse in der Mitte des Fußballenpolsters unterhalb der großen Zehe. Legen Sie Ihren linken Daumen auf den Punkt und kreisen Sie mehrere Male darüber.

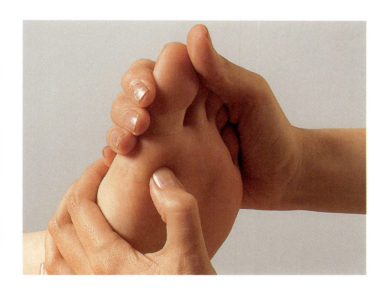

Gehen Sie mit Ihrem linken Daumen nach links und führen Sie über dem Reflexpunkt der Nebenschilddrüse Druckkreise aus.

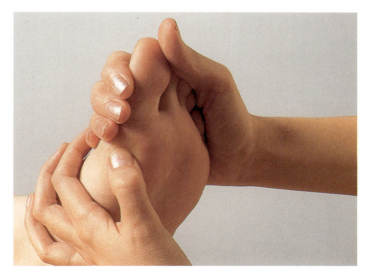

Gehen Sie mit Ihrem linken Daumen in Richtung Fußinnenseite und führen Sie Druckkreise über dem Reflexpunkt der Thymusdrüse aus.

ANWENDUNGSGEBIETE:
Schilddrüsenprobleme, Gewichtsprobleme, Nervosität, Herzklopfen, trockene Haut, Lethargie, Menopause.
Die Thymusdrüse ist wichtig für ein gesundes Immunsystem.

SCHRITT 12 LUNGE, BRUST (FUSSBALLEN)

Zur Behandlung der Reflexzone der Lunge bearbeiten Sie das Gebiet von der Schultergürtellinie bis zur Zwerchfelllinie. Ziehen Sie die Zehen mit Ihrer rechten Hand vorsichtig zurück. Die Finger liegen auf der Oberseite der Zehen, der Daumen befindet sich an der Unterseite. Bearbeiten Sie diese Zone mit Ihrem linken Daumen im Raupengang in vertikalen Linien von der Zwerchfelllinie bis zur Schultergürtellinie (Abbildung 1–2).

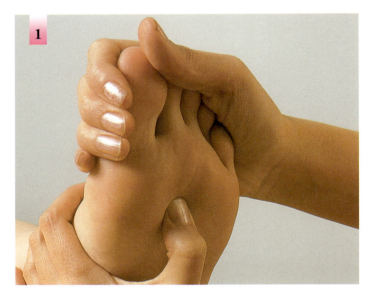
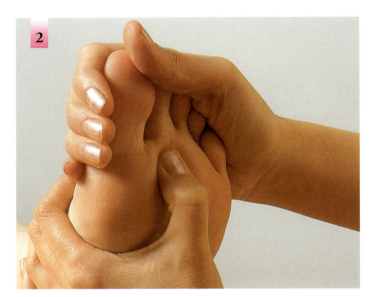
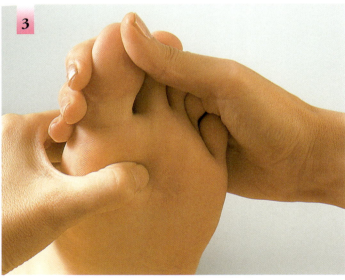
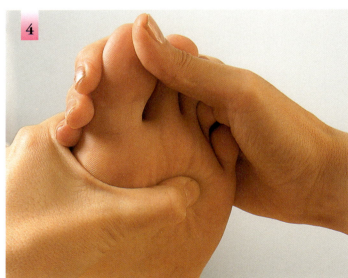

Zur gründlichen Auflockerung dieses Gebietes bearbeiten Sie diesen Bereich mit Ihrem linken Daumen auch in horizontalen Linien (Abbildungen 3–4).

ANWENDUNGSGEBIETE:
Husten und Erkältungen, Asthma, Bronchitis, Emphyseme, flache Atmung, Hyperventilation und Panikanfälle.

SCHRITT 13 LUNGE, BRUST, BRUSTDRÜSEN (FUSSRÜCKEN)

Drücken Sie alle Zehen sehr vorsichtig mit Ihrer linken Hand nach vorne. Ihre Finger liegen dabei auf der Oberseite der Zehen, Ihr Daumen befindet sich an der Unterseite. Gehen Sie mit Ihrem rechten Zeigefinger oder mit Ihrem Zeige- und Mittelfinger gleichzeitig den Fußrücken in vertikalen Linien bis zur Zwerchfelllinie hinunter.

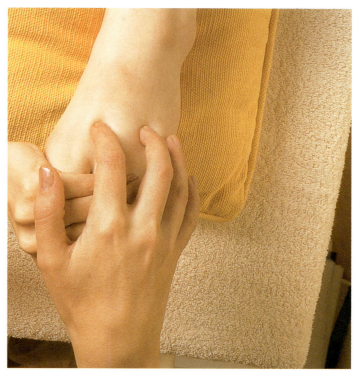

Alternativ dazu können Sie auch Ihre linke Hand zur Faust ballen, zur Unterstützung unter die Zehen legen und dann den Fingergang wie oben beschrieben anwenden.

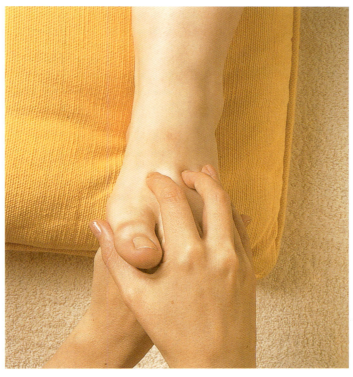

ANWENDUNGSGEBIETE:
Atemprobleme wie in Schritt 12 beschrieben, Brustprobleme wie zum Beispiel schmerzende Brüste aufgrund von PMS (prämenstruelles Syndrom), harmlose Knoten, die bereits untersucht wurden.

FUSSREFLEXZONENMASSAGE SCHRITT FÜR SCHRITT – LINKER FUSS

SCHRITT 14 HERZ

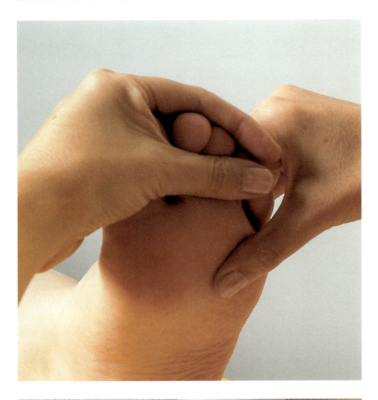

Stützen Sie den Fuß mit Ihrer linken Hand, wobei die Finger auf der Oberseite der Zehen liegen und sich der Daumen an der Unterseite befindet. Legen Sie den Zeigefinger Ihrer rechten Hand auf den Fußrücken, den Daumen an die Fußsohle. Massieren Sie das obere Drittel der Fußsohle sanft mit Ihrem rechten Daumen von der Schultergürtellinie bis zur Zwerchfelllinie mit kreisenden Bewegungen.

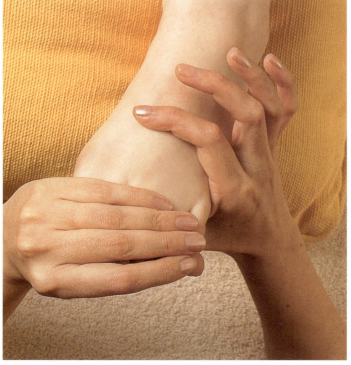

Wiederholen Sie diese Bewegungen mit dem rechten Zeigefinger auf dem Fußrücken. Bei der Massage des Herzgebietes massieren Sie gleichzeitig auch die Lunge, da sich die beiden Reflexzonen stark überlappen.

> Die Reflexzone des Herzens befindet sich überwiegend am linken Fuß zwischen der Schultergürtellinie und der Zwerchfelllinie. Wenn Ihr Partner bei der Massage dieser Zone Schmerzen empfindet, verstärken Sie den Druck keinesfalls. Starker Druck sollte auf dieses Gebiet NIE angewendet werden, wenn Ihr Partner einen Herzanfall erlitten hat oder ein Herzschrittmacher eingesetzt wurde.

ANWENDUNGSGEBIETE: Zur Regulierung des Herzschlags, bei Herzklopfen und zur Förderung des Blutflusses zum Herzen.

SCHRITT 15 MAGEN, BAUCHSPEICHELDRÜSE, ZWÖLFFINGERDARM

Halten Sie den Fuß in Ihrer rechten Hand. Der Daumen befindet sich an der Unterseite der Zehen, die Finger liegen auf der Oberseite. Legen Sie Ihren linken Daumen unterhalb der Zwerchfelllinie auf die Fußinnenseite. Gehen Sie im Daumengang immer wieder in horizontalen Linien von Zone 1 bis Zone 4, bis Sie das gesamte Gebiet von der Zwerchfelllinie bis zur Taillenlinie abgedeckt haben.

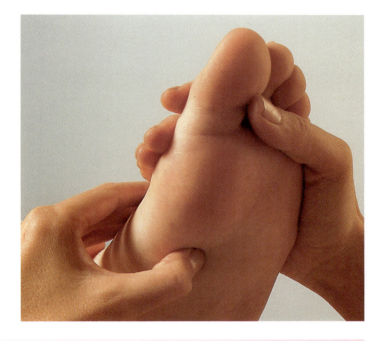

ANWENDUNGSGEBIETE:
Magenprobleme wie Verdauungsstörungen, Übersäuerung, Geschwüre und Magenkrämpfe.

SCHRITT 16 MILZ

Zur Bearbeitung der Reflexzone der Milz, die nur am linken Fuß zu finden ist, stützen Sie den Fuß mit Ihrer linken Hand, wobei die Finger auf dem Fußrücken liegen und sich der Daumen an der Fußsohle befindet. Legen Sie den rechten Daumen unterhalb des äußeren Randes der Zwerchfelllinie und wenden Sie den Raupengang von Zone 5 bis Zone 4 in horizontalen Linien an.

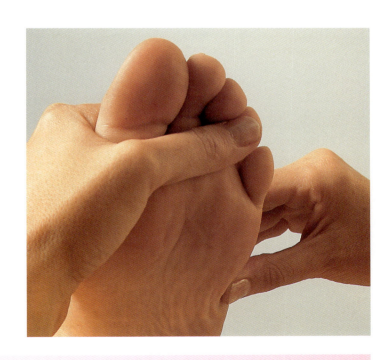

ANWENDUNGSGEBIETE: Bei einer Schwächung des Immunsystems oder zur Behandlung von Infektionen.

FUSSREFLEXZONENMASSAGE SCHRITT FÜR SCHRITT – LINKER FUSS

SCHRITT 17 NEBENNIERE

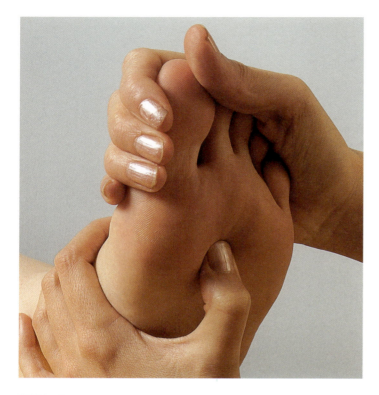

Zur Lokalisierung des Reflexpunktes der Nebenniere ziehen Sie die Zehen mit ihrer rechten Hand vorsichtig zurück, bis eine dicke Sehne sichtbar wird, die von der großen Zehe bis zur Ferse verläuft. Der Reflexpunkt befindet sich in der Mitte zwischen der Zwerchfell- und der Taillenlinie an der Innenseite dieser Sehne. Stützen Sie den Fuß mit Ihrer rechten Hand und legen Sie Ihren linken Daumen auf den Nebennierenpunkt, wobei die Finger den Fußrücken umschließen.

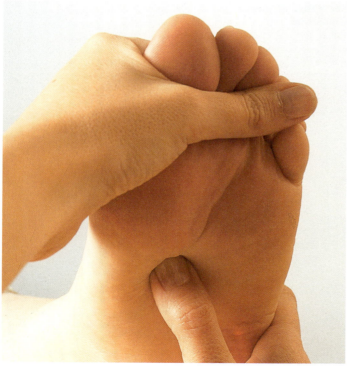

Stützen Sie den Fuß mit Ihrer linken Hand, indem Sie die Finger um den Fußrücken legen während sich der Daumen an der Unterseite der Zehen befindet. Beugen Sie den Fuß mit Ihrer linken Hand leicht gegen Ihren rechten Daumen und drehen Sie den Fuß um den Daumen.

ANWENDUNGSGEBIETE:
Alle nervösen Störungen, Entzündungen, insbesondere rheumatoide Arthritis, Allergien, vor allem Asthma, mangelnde Energie, Erschöpfungserscheinungen und Schmerzen.

Schritt 18 Niere, Harnröhre, Blase

Nachdem Sie den Reflexpunkt der linken Nebenniere bearbeitet haben, wandern Sie mit Ihrem rechten Daumen etwas fußabwärts zwischen Zone 2 und 3. Mit der Außenfläche Ihres rechten Daumens, der zu den Zehen zeigt, üben Sie auf dieses Gebiet Druck aus und kreisen mit dem Daumen mehrere Male vorsichtig über die Reflexzone der Niere.

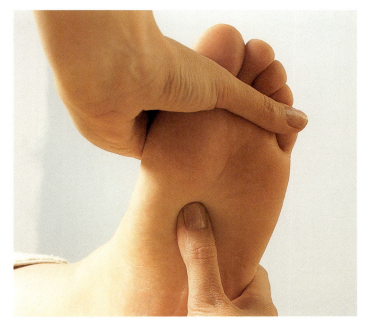

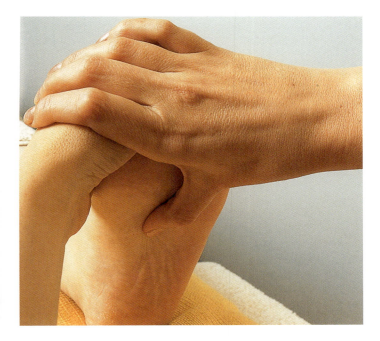

Drehen Sie dann Ihren rechten Daumen, sodass er fußabwärts zeigt. Arbeiten Sie sich im Raupengang am Harnröhrenreflexpunkt hinab zur Fußinnenseite, bis Sie den Blasenreflexpunkt erreichen, der sich unterhalb des Innenknöchels befindet.

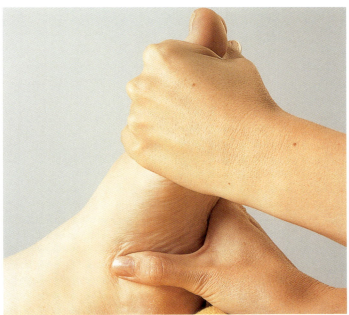

Für den Blasenreflexpunkt wenden Sie entweder den Daumengang oder Druckkreise an.

ANWENDUNGSGEBIETE: Blaseninfektion, Harnblasenentzündung, Harnverhaltung, Bettnässen, Inkontinenz.

FUSSREFLEXZONENMASSAGE SCHRITT FÜR SCHRITT – LINKER FUSS

SCHRITT 19 DÜNNDARM

Stützen Sie den Fuß mit Ihrer rechten Hand nach hinten ab und arbeiten Sie sich im Raupengang mit Ihrem linken Daumen in horizontalen Linien von unterhalb der Taillenlinie bis zur Beckenbodenlinie vom medialen Aspekt des Fußes bis zu Zone 4 vor.

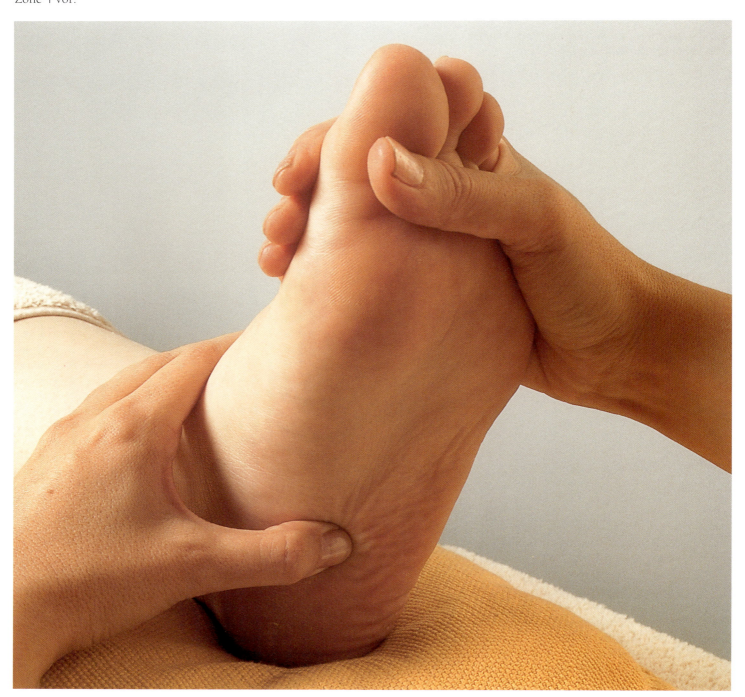

ANWENDUNGSGEBIETE: Verdauungsprobleme, Krämpfe im Bauchraum.

FUSSREFLEXZONENMASSAGE SCHRITT FÜR SCHRITT – LINKER FUSS

SCHRITT 20 QUER LIEGENDER, ABSTEIGENDER UND S-FÖRMIGER DICKDARM

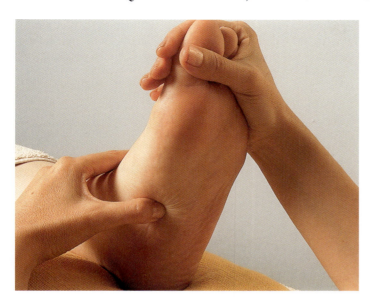

Stützen Sie die Zehen des Fußes in Ihrer rechten Hand. Legen Sie Ihren linken Daumen unmittelbar unterhalb der Taillenlinie auf die Innenseite der Fußsohle.

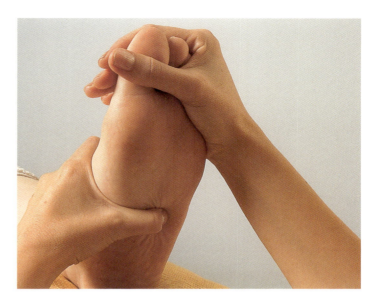

Arbeiten Sie sich im Raupengang über die Reflexzone des quer liegenden Dickdarms an der Taillenlinie entlang bis Sie Zone 5 am äußeren Rand des Fußes erreichen.

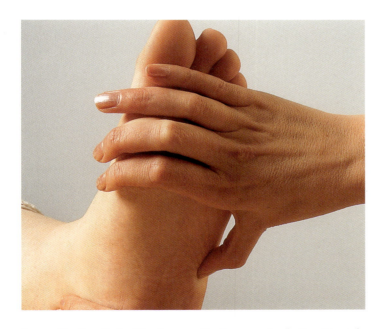

Legen Sie Ihre linke Hand unter die Ferse und arbeiten Sie sich mit Ihrem rechten Daumen an der Reflexzone des absteigenden Dickdarms in Zone 5 in Richtung Ferse hinunter.

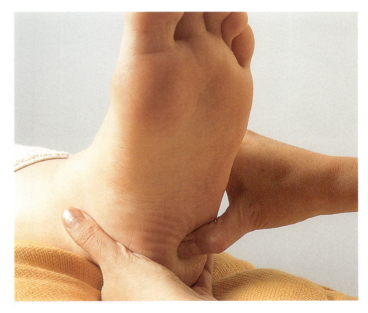

Kurz vor der Beckenbodenlinie drehen Sie Ihren Daumen um 45° diagonal nach links bis zur Linie des Ischiasnervs und massieren die Reflexzone des s-förmigen Dickdarms mehrere Male in kreisenden Bewegungen. Arbeiten Sie sich dann im Raupengang auf die Reflexzone des Blasengebietes zu.

ANWENDUNGSGEBIETE: Verstopfung, Durchfall, Reizkolon.

FUSSREFLEXZONENMASSAGE SCHRITT FÜR SCHRITT – LINKER FUSS

SCHRITT 21 SCHULTER, ARM, ELLBOGEN, HÜFTE, KNIE, BEIN (FUSSAUSSENSEITE)

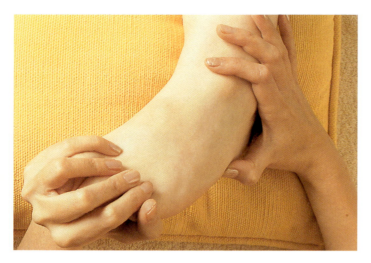

Die Bezugszonen der Körpergelenke befinden sich an der Fußaußenseite. Umfassen Sie die Zehen des Fußes mit Ihrer linken Hand und wenden Sie mit Ihrem rechten Daumen den Raupengang fußaufwärts an.

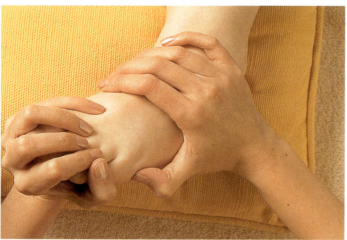

Führen Sie den Raupengang fort, bis Sie die ganze Zone von der Ferse bis zur kleinen Zehe bearbeitet haben.

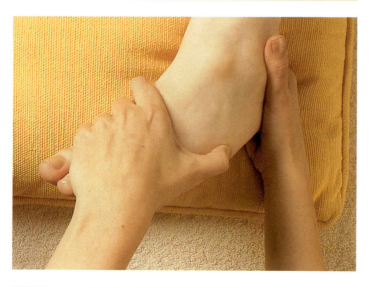

Legen Sie dann Ihre rechte Hand um die Ferse und gehen Sie mit Ihrem linken Daumen den Daumengang in umgekehrter Richtung von der kleinen Zehe bis zur Ferse.

ANWENDUNGSGEBIETE:
Alle Gelenkprobleme wie Arthritis, Sportverletzungen, Tennisellbogen, schmerzhafte Schultersteife und Dienstmädchenknie.

FUSSREFLEXZONENMASSAGE SCHRITT FÜR SCHRITT – LINKER FUSS

SCHRITT 22 ISCHIASNERV, BECKEN

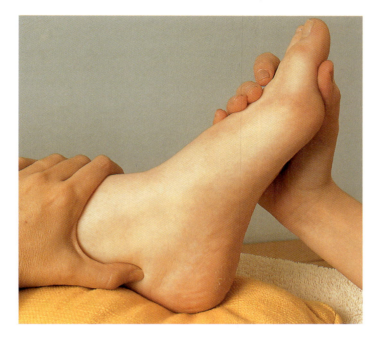

Stützen Sie den Fuß mit Ihrer rechten Hand und beginnen Sie ca. 15 cm oberhalb des Innenknöchels mit Ihrem linken Daumen den Daumengang von der Achillessehne bis zur Ferse.

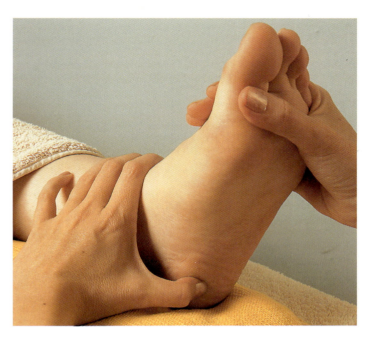

Massieren Sie entlang der Linie des Ischiasnervs auf dem Fersenpolster.

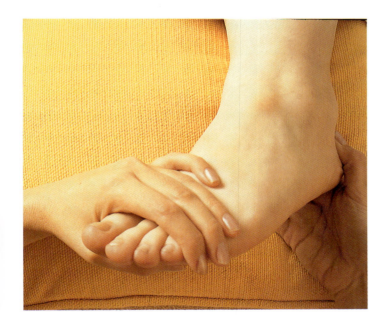

Bewegen Sie sich dann mit Ihrem rechten Daumen an der Fußaußenseite hinter dem Fußknöchel an der Achillessehne hinauf. Die linke Hand stützt den Fuß.

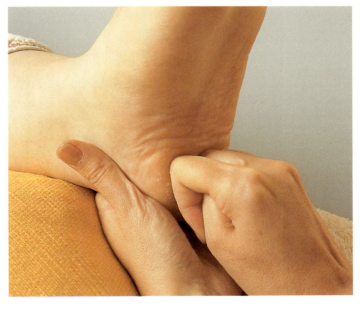

Umfassen Sie die Ferse mit Ihrer linken Hand und bearbeiten Sie das Fersenpolster auf der Fußsohle mit kreisenden Bewegungen Ihrer Fingerknöchel.

ANWENDUNGSGEBIETE:
Ischias, Beschwerden im Kreuzbeinbereich und Hüftprobleme, chronische Probleme mit Gebärmutter, Prostata und Mastdarm.

FUSSREFLEXZONENMASSAGE SCHRITT FÜR SCHRITT – LINKER FUSS

SCHRITT 23 GEBÄRMUTTER, PROSTATA (UNTERHALB DES INNENKNÖCHELS)

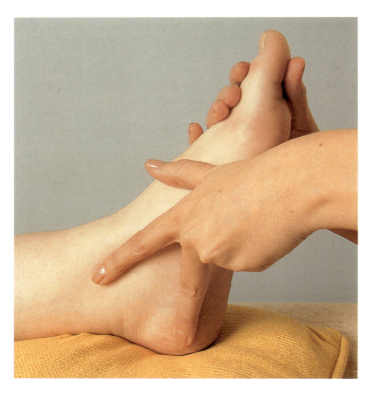

Die Reflexzonen der Geschlechtsorgane liegen in der Knöchelgegend. Zur Lokalisierung des Reflexpunktes der Gebärmutter beziehungsweise der Prostata legen Sie den Zeigefinger Ihrer linken Hand auf den Innenknöchel und den Mittelfinger auf die Fersenspitze. Ziehen Sie in Gedanken eine Linie zwischen Ihren beiden Fingern.

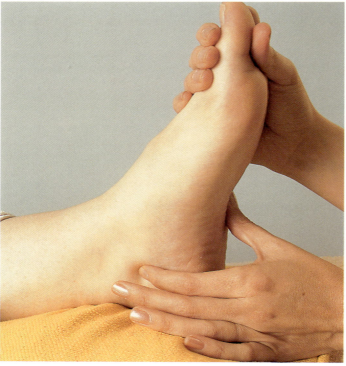

Der Reflexpunkt der Gebärmutter beziehungsweise der Prostata befindet sich in der Mitte dieser Linie. Legen Sie Ihren Zeigefinger auf diesen Punkt und führen Sie kleine Druckkreise aus.

ANWENDUNGSGEBIETE:
Alle Menstruationsprobleme wie schmerzhafte und unregelmäßige, sehr schwache oder starke Menstruation, Fruchtbarkeitsprobleme, PMS (prämenstruelles Syndrom), Menopause, Prostataprobleme.

FUSSREFLEXZONENMASSAGE SCHRITT FÜR SCHRITT – LINKER FUSS

SCHRITT 24 SAMENLEITER, EILEITER, LYMPHKNOTEN DER LEISTENBEUGE (FUSSANSATZ)

Gehen Sie mit Ihrem linken Daumen im Raupengang vom Innenknöchel quer über den Fußansatz bis zum Außenknöchel.

Arbeiten Sie sich dann in umgekehrter Richtung vom Außen- zum Innenknöchel vor.

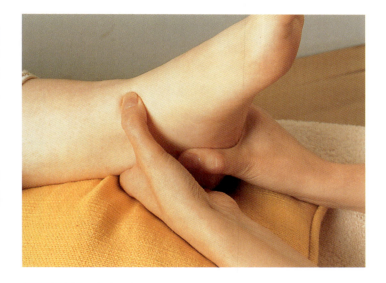
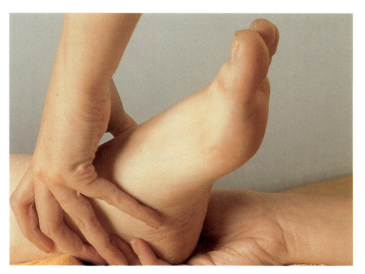

ANWENDUNGSGEBIETE:
Probleme mit den Geschlechtsorganen, Anschwellen der Füße. Toxine werden abgeleitet und das Immunsystem wird gestärkt.

SCHRITT 25 EIERSTOCK, HODEN (UNTERHALB DES AUSSENKNÖCHELS)

Ziehen Sie in Gedanken eine diagonale Linie vom Außenknöchel bis zur Fersenspitze. Der Reflexpunkt des Eierstocks beziehungsweise des Hodens befindet sich in der Mitte dieser Linie. Bearbeiten Sie diese Zone mit kleinen Kreisbewegungen Ihres rechten Zeigefingers.

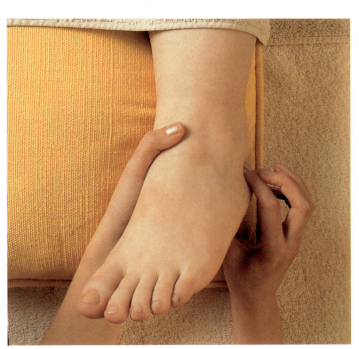

ANWENDUNGSGEBIETE:
Fruchtbarkeitsprobleme, Unregelmäßigkeiten bei der Menstruation, Zysten an den Eierstöcken, Menopause.

FUSSREFLEXZONENMASSAGE SCHRITT FÜR SCHRITT – LINKER FUSS

SCHRITT 26 ABSCHLUSS DES LINKEN FUSSES

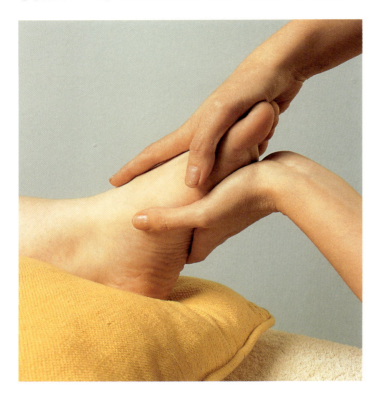

Damit mögliche Toxine, die während der Behandlung freigesetzt wurden, abgeleitet werden können, streichen Sie den linken Fuß von den Zehen bis zu den Fußknöcheln aus. Umkreisen Sie die Knöchel und kehren Sie zu den Zehen zurück.

Sehr gut! Nun haben Sie die Massage beider Füße beendet.

DER ABSCHLUSS

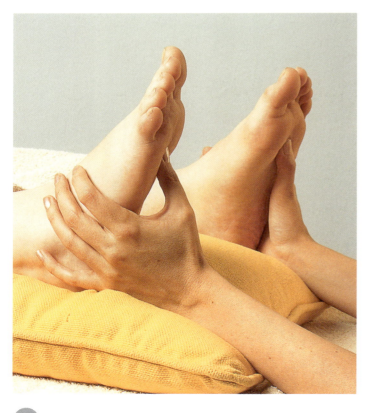

1. Entfernen Sie die Tücher von beiden Füßen und wenden Sie sich noch einmal jenen Reflexpunkten zu, die während der Massage empfindlich reagiert haben.

2. Wenden Sie eine Entspannungstechnik an, die Ihnen gut gefällt.

3. Wandern Sie mit Ihren Fingerspitzen sanft und vorsichtig an Fußrücken und -seiten hinunter, wobei Sie die Haut nur ganz leicht berühren.

4. Um die Reflexzonenmassage vollständig abzuschließen, führen Sie noch einmal die Entspannung des Sonnengeflechts durch. Legen Sie beide Daumen in die Vertiefung auf der Zwerchfelllinie an den Fußsohlen. Drücken Sie langsam und vorsichtig auf die Reflexpunkte des Sonnengeflechts, während Ihr Massagepartner einatmet. Beim Ausatmen reduzieren Sie den Druck allmählich.

5. Decken Sie die Füße wieder zu und geben Sie Ihrem Massagepartner noch etwas Zeit zur Entspannung.

6. Wenn Ihr Massagepartner aufsteht, geben Sie ihm ein Glas Wasser zu trinken und ermutigen Sie ihn, während der nächsten 24 Stunden viel zu trinken, damit die Toxine aus dem Körper geschwemmt werden.

Fußreflexzonenmassage gegen die häufigsten Beschwerden

DIE WICHTIGSTEN ZONEN AUF EINEN BLICK

Während einer Fußreflexzonenmassage können empfindliche Gebiete ein Hinweis auf ein mögliches Ungleichgewicht sein. Am Ende einer Behandlung können Sie zu diesen empfindlichen Stellen zurückkehren und ihnen größere Aufmerksamkeit schenken.
In diesem Kapitel werden einige der häufigsten Beschwerden behandelt und die wichtigsten Zonen dargestellt. Viele dieser nachfolgend abgebildeten Gebiete können Sie in nahezu allen Behandlungsvorschlägen wiederfinden. Abbildungen der übrigen Punkte finden Sie im weiteren Verlauf dieses Kapitels.

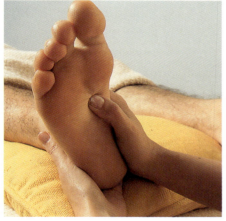

Nebennieren

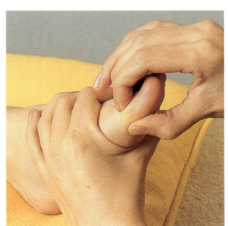

Zwerchfell

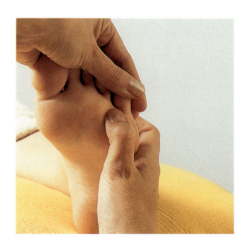

Ohren

Augen

Gesicht

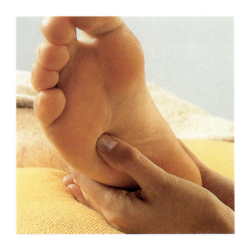

Gallenblase

Fussreflexzonenmassage gegen die häufigsten Beschwerden

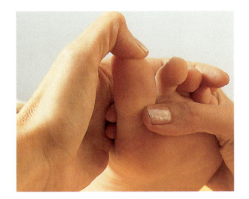

Kopf, Gehirn

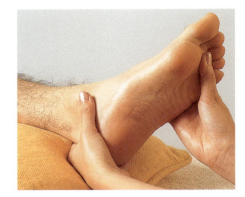

Herz

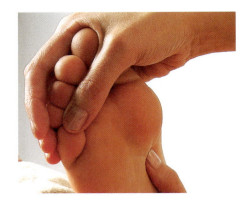

Nieren

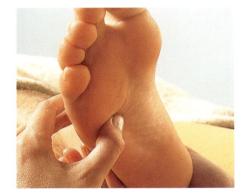

Leber

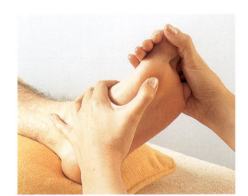

Lunge, Brust

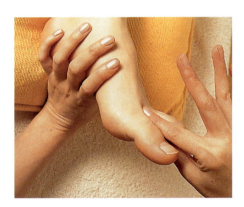

Obere Lymphwege

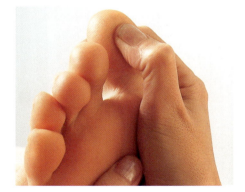

Hirnanhangdrüse

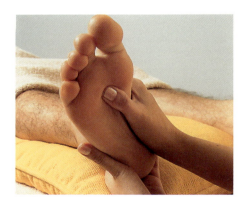

Sonnengeflecht

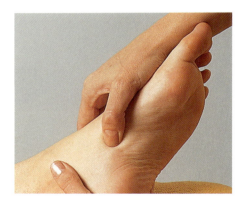

Wirbelsäule

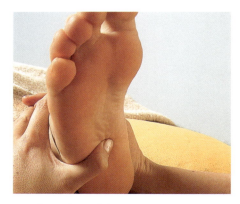

Quer liegender Dickdarm

KREISLAUF- UND DURCHBLUTUNGSPROBLEME

In den Industrienationen stellen Herzkrankheiten eine der Hauptursachen für einen frühzeitigen Tod dar. Sie können unter anderem verursacht werden durch eine ungesunde Ernährung, Übergewicht, starken Stress, mangelnde Bewegung, genetische Veranlagung und Rauchen. Die Reflexzonenmassage eignet sich hervorragend dazu, Kreislauf und Durchblutung anzuregen, den Blutdruck auszugleichen und die Belastung für das Herz zu mindern.

ANGINA PECTORIS

Angina pectoris entsteht, wenn der Herzmuskel nicht mit genügend Sauerstoff versorgt wird, was in der Regel auf eine Verhärtung der Arterien zurückzuführen ist. Aufgrund der unzureichenden Versorgung des Herzgewebes mit Blut und Sauerstoff kommt es zu Schmerzen in der Brust.

Ursachen
- Sehr fettes Essen.
- Stress.
- Mangelnde Bewegung.
- Erbfaktoren.
- Rauchen.

Tipps
- Ernähren Sie sich gesund. Vermeiden Sie ungesunde Speisen, Zucker und Salz, Gebratenes und gesättigte Fettsäuren. Nehmen Sie stattdessen viel frisches Obst und Gemüse, Ballaststoffe und ungesättigte Fettsäuren zu sich.
- Geben Sie das Rauchen auf.
- Betreiben Sie regelmäßig eine leichte Sportart. Gehen Sie zum Beispiel täglich 20 Minuten spazieren oder machen Sie Tai Chi oder Yoga.

Reflexzonenbehandlung

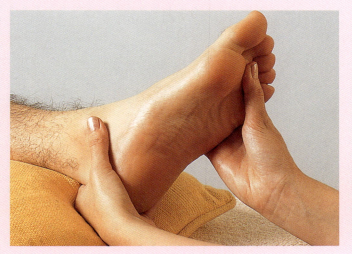

Herz

Sonnengeflecht

- Herz.
- Leber: zur Normalisierung des Cholesterinspiegels.
- Nebennieren: zum Stressabbau.
- Sonnengeflecht.
- Zwerchfell: zur Vertiefung der Atmung.
- Lunge und Brust: zur Entspannung und Erweiterung des Brustraumes.

Fussreflexzonenmassage gegen die häufigsten Beschwerden

Hypertonie (Bluthochdruck)

Bluthochdruck ist eine weit verbreitete Gesundheitsstörung, die mit dem Alter zunimmt. Wird die Hypertonie nicht behandelt, kann sie zu Herz- und Nierenversagen und zu Schlaganfällen führen.

Ursachen
- Stress.
- Übergewicht.
- Rauchen.

Tipps
- Vermeiden Sie Salz, Zucker und gesättigte Fettsäuren.
- Essen Sie viel Obst, Gemüse, Ballaststoffe und Knoblauch.
- Geben Sie das Rauchen auf und reduzieren Sie Ihren Alkohol- und Koffeinkonsum.
- Vermeiden Sie Stress.
- Machen Sie regelmäßig leichte sportliche Übungen.

Reflexzonenmassage

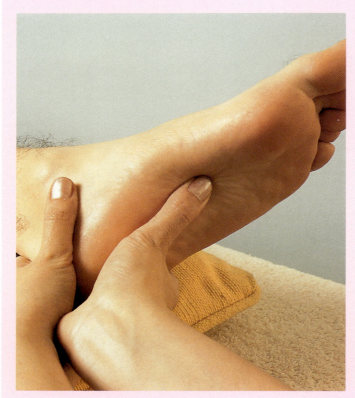

Nieren

Massage von den Nieren zur Blase

- Herz.
- Nieren.
- Nebennieren: zum Stressabbau.
- Sonnengeflecht.
- Zwerchfell: zur Vertiefung der Atmung.
- Lunge und Brust: zur Entspannung des Brustbereichs.

FUSSREFLEXZONENMASSAGE GEGEN DIE HÄUFIGSTEN BESCHWERDEN

VERDAUUNGSPROBLEME

Die meisten Menschen leiden hin und wieder unter Verdauungsproblemen. Das Verdauungssystem kann sehr leicht gestört werden. Ursachen für dieses Ungleichgewicht können Stress, Emotionen wie Ärger, Anspannung oder Furcht oder zu hastiges Essen sein. Häufig ernähren wir uns ungesund und von stark weiterverarbeiteten Nahrungsmitteln mit einem geringen Nährwert, die möglicherweise schädliche Farb- und Konservierungsstoffe beinhalten. Wir trinken auch zu viel Tee, Kaffee und süße, kohlensäure- und koffeinhaltige Getränke. Für unseren Körper wären sechs bis acht Gläser Wasser pro Tag wesentlich bekömmlicher!

Die Reflexzonenmassage eignet sich hervorragend, um Spannungen abzubauen und den Verdauungs- und Ausscheidungsprozess zu unterstützen. Bei lang anhaltenden Verdauungsproblemen oder Begleiterscheinungen wie Gewichtsverlust, blutigem Stuhl und allgemeinem Unwohlsein sollte jedoch stets ein Arzt konsultiert werden.

VERDAUUNGSSTÖRUNGEN, SODBRENNEN

Ursachen
- Übermäßiges Essen und Trinken, hastiges Essen oder ungenügendes Kauen.
- Falsche Ernährung zum Beispiel mit Milchprodukten, stark weiterverarbeitete Nahrungsmittel mit einem geringen Nährwert wie Kuchen, fettes Essen, heiße und stark gewürzte oder sehr gehaltvolle Speisen.
- Stress, da er die Produktion von Magensäure anregt.

Tipps
- Vermeiden Sie Stresssituationen.
- Vermeiden Sie Lebensmittel, die Sodbrennen verursachen.

Reflexzonenmassage

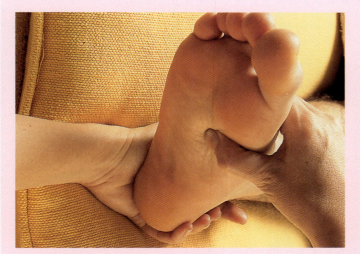

Magen, Bauchspeicheldrüse, Zwölffingerdarm　　　　　　　　　　　*Leber, Gallenblase*

- Magen, Bauchspeicheldrüse, Zwölffingerdarm.
- Leber, Gallenblase: bei Übelkeit.
- Sonnengeflecht: zum Spannungsabbau.
- Nebenniere: zur Entzündungshemmung.

FUSSREFLEXZONENMASSAGE GEGEN DIE HÄUFIGSTEN BESCHWERDEN

VERSTOPFUNG

Ursachen
- Falsche Ernährung und unzureichende Flüssigkeitsaufnahme.
- Mangelnde sportliche Betätigung.
- Anspannung.
- Bestimmte Medikamente wie zu viele Abführmittel, die den Darm träge machen, Antibiotika, Schmerzmittel, Steroide und harntreibende Mittel.

REIZKOLON

Der Reizkolon tritt immer häufiger auf und ist gekennzeichnet durch starke Schmerzen im Bauchraum sowie einer Kombination aus Durchfall und Verstopfung.

Ursachen
- Stress ist einer der Hauptauslöser des Reizkolons.
- Nahrungsmittel. Ein Anfall kann durch verschiedene Nahrungsmitteln ausgelöst werden. Auslöser sind zum Beispiel Milchprodukte, Weizen, Schokolade, Kaffee und Alkohol.

Reflexzonenmassage
- Dünndarm.
- Bauhin-Klappe, die die Bewegung zwischen Dünn- und Dickdarm kontrolliert.
- Dickdarm:
  – aufsteigender Dickdarm.
  – quer liegender Dickdarm (rechter Fuß).
  – quer liegender Dickdarm (linker Fuß).
  – absteigender Dickdarm.
- Mastdarm.
- Sonnengeflecht: zum Spannungsabbau.

Nur bei Reizkolon:
- Nebennieren: zur Linderung von Entzündungen und Reizungen des Verdauungstraktes.

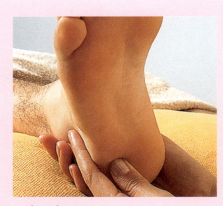
Bauhin-Klappe

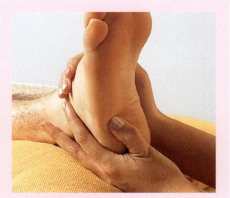
Aufsteigender Dickdarm

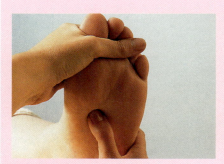
Nebennieren

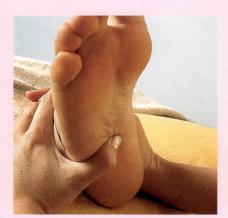
Quer liegender Dickdarm

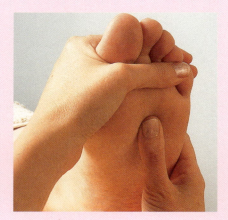
Sonnengeflecht

Tipps
- Vermeiden Sie Stress.
- Ernähren Sie sich zur Anregung der Darmtätigkeit gesund und ballaststoffreich.
- Trinken Sie sechs bis acht Gläser Wasser pro Tag.
- Unterdrücken Sie den Darmdrang nicht.
- Vermeiden Sie die Einnahme von Abführmitteln über einen längeren Zeitraum, da diese zu Darmträgheit führen können.

Leber- und Gallenblasenprobleme

Beachten Sie, dass die Gallenblase stets mit Vorsicht behandelt werden sollte. Bei Gallensteinen sollten Sie auf die Gallenblase niemals festen Druck ausüben. Eine sanfte Reflexzonenmassage auf diesem Gebiet ist jedoch oft erfolgreich, bei einigen Patienten, die bereits einen Termin für eine Gallenoperation hatten, konnten die Gallensteine mithilfe der Reflexzonenmassage entfernt werden. Gallensteine können aus Cholesterin, Calciumcarbonat, Bilirubin oder Eiweiß bestehen. In der Gallenblase können die Gallensteine kolikartige Schmerzen hervorrufen (obwohl sich nur ungefähr 20 % der Gallensteine durch Symptome bemerkbar machen). Befinden sich die Steine in den Gallengängen (der Verbindung zwischen Gallenblase, Leber und Zwölffingerdarm), können die Schmerzen extrem sein.

Ursachen
- Fettes Essen.
- Übergewicht.

Tipps
- Essen Sie wenig Süßes und Fettes.
- Ernähren Sie sich ballaststoffreich.
- Trinken Sie warmes Wasser mit frisch ausgepresstem Zitronensaft.
- Essen Sie Stangensellerie.

Reflexzonenmassage

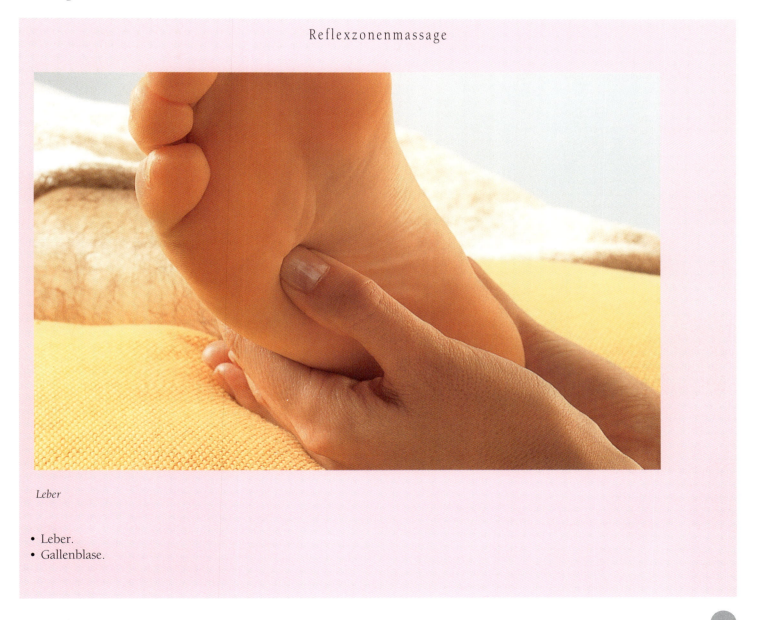

Leber

- Leber.
- Gallenblase.

Fussreflexzonenmassage gegen die häufigsten Beschwerden

Probleme im Urogenitalbereich

Insbesondere Frauen können unter einer ganzen Reihe von Beschwerden leiden, da die Hormone sehr leicht aus dem Gleichgewicht geraten. Die Reflexzonenmassage eignet sich hervorragend, um mögliche Symptome im körperlichen wie auch emotionalen Bereich zu lindern.

Harnblasenentzündung

Harnblasenentzündung ist eine Entzündung der Harnblasenschleimhaut. Die Folgen sind ein gesteigerter Harndrang, ein Brennen und Stechen, Schmerzen im Kreuzbeinbereich und ein Gefühl der Abgeschlagenheit.

Ursachen
- Infektionen, die über die Harnröhre in die Blase gelangen. Die Bakterien können durch die Vagina oder vom After über den Darmtrakt eindringen.
- Stress geht Entzündungen häufig voran.

WICHTIG: Arbeiten Sie von der Niere zur Blase, niemals umgekehrt, ansonsten könnten Sie die Infektion übertragen. Eine Niereninfektion ist wesentlich gefährlicher als eine Blaseninfektion.

Tipps
- Trinken Sie Preiselbeersaft.
- Steigern Sie Ihre Flüssigkeitszufuhr zur Durchspülung der Blase.

Reflexzonenmassage

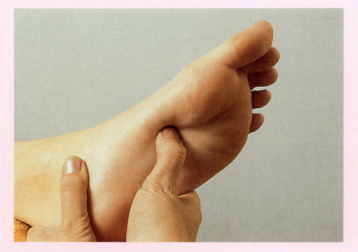

Nebennieren

Blase

- Nieren.
- Blase: sieht bei Infektionen häufig etwas erhaben und geschwollen aus.
- Kreuzbein: zur Schmerzlinderung.
- Nebennieren: zur Entzündungshemmung.

Menstruationsbeschwerden

Hierzu gehören das prämenstruelle Syndrom (PMS), schmerzhafte Perioden, sehr schwache oder ausbleibende Perioden und die Menopause. Die Reflexzonenmassage kann ein hormonelles Ungleichgewicht korrigieren, Körper und Geist zur Ruhe kommen lassen, Menstruationsschmerzen lindern und bei der Ausscheidung von übermäßiger Flüssigkeit aus dem Körper behilflich sein.

Ursachen
- Hormonelles Ungleichgewicht.
- Stress.
- Veränderungen des Menstruationszyklus.

Tipps
- Nehmen Sie wenig Salz zu sich, da Salz zur Flüssigkeitsretention führt.
- Vermeiden Sie Koffein und Zucker, da dadurch Gemütsschwankungen verstärkt werden.
- Ernähren Sie sich ballaststoffreich.
- Nehmen Sie ein Vitamin-B-Präparat zu sich.
- Betätigen Sie sich leicht sportlich zum Beispiel mit Yoga und Tai Chi.
- Essen Sie in der Menopause verstärkt kalziumreiche Lebensmittel, wie Fisch, insbesondere Sardinen, sowie Sonnenblumen-, Kürbis- und Sesamkerne und Nüsse.

Reflexzonenmassage

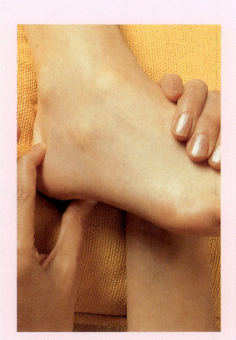
Eierstöcke

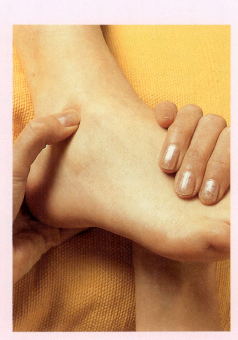
Eileiter

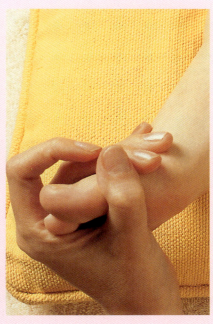
Brust

- Alle Geschlechtsorgane:
  - Eierstöcke.
  - Gebärmutter.
  - Eileiter.
- Nieren: zur Ableitung übermäßiger Flüssigkeit.
- Brust: zur Schmerzlinderung.
- Hirnanhangdrüse: zum Hormonausgleich.
- Sonnengeflecht: zur Entspannung.
- Wirbelsäule: zur Entlastung des Rückens und bei Krämpfen.

FUSSREFLEXZONENMASSAGE GEGEN DIE HÄUFIGSTEN BESCHWERDEN

KOPF-, HALS- UND NACKENPROBLEME

Häufige Beschwerden in diesem Gebiet sind Kopfschmerzen, Migräne und Nasenbeschwerden wie Katarrhe, Nebenhöhlenentzündungen und Heuschnupfen.

KOPFSCHMERZEN, MIGRÄNE

Viele Menschen leiden unter Kopfschmerzen, deren Ursachen häufig im Nacken- und Schulterbereich liegen. Schlimmer ist jedoch oft Migräne, eine meist halbseitig auftretende Form von Kopfschmerzen, die durch starke Schmerzen, mitunter Übelkeit und verschwommenes Sehen gekennzeichnet ist.

Ursachen
- Sorgen oder Angst.
- Verspannungen im Nackenbereich.
- Hormonelles Ungleichgewicht.
- Unregelmäßige Mahlzeiten.
- Bestimmte Lebensmittel, die allergische Reaktionen hervorrufen.
- Medikamente.

Tipps
- Vermeiden Sie Stress.
- Wenn Sie unter Migräne leiden, verzichten Sie auf Schokolade, Käse, koffeinhaltige Getränke, Alkohol, insbesondere Rotwein.

Reflexzonenmassage

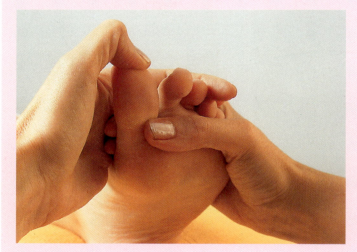

Kopf und Gehirn

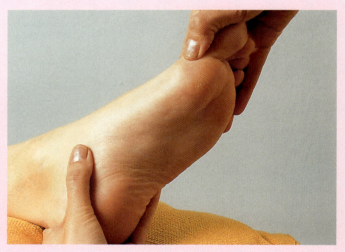

Wirbelsäule

- Kopf und Gehirn.
- Wirbelsäule mit Betonung des Nackenbereichs.
- Hirnanhangdrüse: zum Hormonausgleich.
- Leber: zur Reduzierung von Toxizität und Übelkeit (zur Ausscheidungsanregung kann das gesamte Verdauungssystem bearbeitet werden).
- Augen.
- Sonnengeflecht: zum Abbau von Stress und Anspannung.

NASENBESCHWERDEN

Die Reflexzonenmassage eignet sich hervorragend bei Nasenbeschwerden, insbesondere bei Nebenhöhlenentzündungen und Heuschnupfen. Manche Betroffene empfinden es als höchst effektiv, einige Monate vor der Heuschnupfenzeit regelmäßig eine Massage durchzuführen.

Ursachen
- Infektionen und Folgeerscheinungen einer Erkältung.
- Allergische Reaktionen zum Beispiel auf Pollen und Staub.

Tipps
- Vermeiden Sie Milchprodukte, da diese die Schleimproduktion anregen.
- Machen Sie Dampfbäder.

Reflexzonenmassage

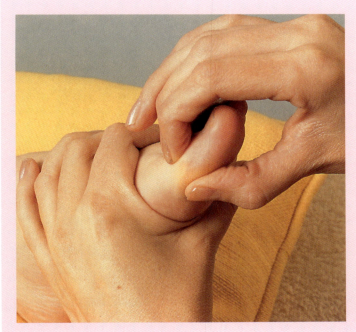

Gesicht

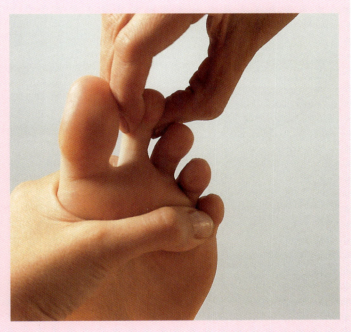

Nebenhöhlen

- Gesicht.
- Nebenhöhlen.
- Nebennieren: zur Entzündungshemmung.
- Augen.
- Ohren.

Fussreflexzonenmassage gegen die häufigsten Beschwerden

Muskel- und Knochenprobleme

Bei der Behandlung von Muskel- und Knochenbeschwerden erweist sich die Reflexzonenmassage als enorm erfolgreich. Sie kann Schmerzen lindern, die Beweglichkeit steigern, Entzündungen hemmen und Toxine aus dem Körper ableiten. Mithilfe regelmäßiger Reflexzonenmassage können Betroffene häufig die Einnahme von Schmerzmitteln reduzieren.

Interessanterweise spiegelt eine Steifheit im Fuß auch eine Steifheit im Körper wider. Bei der Fußmassage entspannen die Muskeln und die Gelenke werden beweglicher.

Arthritis

Osteoarthritis entsteht durch die Abnutzung der Gelenke und kann jeden, vor allem im Alter, betreffen.

Ursachen
- Das Alter.
- Gelenktraumata.

Tipps
- Halten Sie Ihre Gelenke mit regelmäßigen leichten Übungen wie Yoga oder Tai Chi beweglich.
- Ernähren Sie sich gesund, da stark weiterverarbeitete Lebensmittel zu einer verstärkten Entstehung von Toxinen führen können.

Reflexzonenmassage

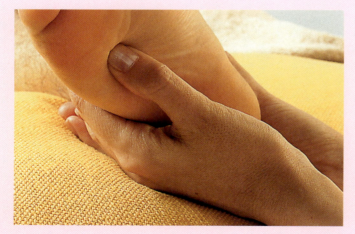

Sonnengeflecht

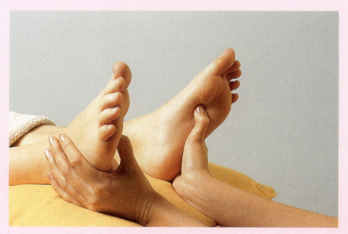

Nebennieren

Hier sollte der ganze Fuß behandelt werden, da diese Krankheit den gesamten Körper betrifft. Folgende Reflexpunkte sollten jedoch gezielt behandelt werden.
- Nieren: zur Ableitung von Abfallstoffen, die sich um die Gelenke herum ansammeln.
- Nebennieren: zur Entzündungshemmung und Schmerzlinderung.
- Sonnengeflecht: zum Spannungsabbau.
- Die Zonen der betroffenen Gelenke.

FUSSREFLEXZONENMASSAGE GEGEN DIE HÄUFIGSTEN BESCHWERDEN

ALLGEMEINE SCHMERZEN UND BESCHWERDEN

Bei Muskel- oder Gelenkbeschwerden sollten die schmerzenden Gebiete wie folgt behandelt werden:

Reflexzonenmassage

Wirbelsäule

RÜCKENSCHMERZEN
- Die gesamte Länge der Wirbelsäulenreflexzone mit besonderer Betonung der betroffenen Zone wie Hals-, Brust- oder Lendenwirbel.

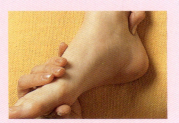

Ischiasnerv

ISCHIAS
- Wirbelsäulenreflexzone.
- Ischiaslinie.

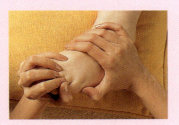

Schulter

SCHULTERSCHMERZEN
- Schulterbereich.

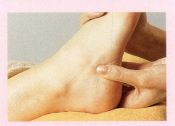

Hüfte- und Knie

HÜFTSCHMERZEN
- Hüft- und Kniereflexzone.

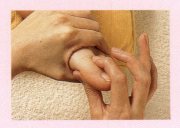

Nacken

NACKENSCHMERZEN
- Kreisen der großen Zehe.
- Nackenreflexzone.

AUSSERDEM
- Bearbeiten Sie den Nebennierenreflexpunkt zur Schmerzlinderung und Entzündungshemmung.
- Behandeln Sie die Kuppe der großen Zehe (die Gehirnreflexzone) zur Eindämmung der Schmerzen. Dadurch werden Endorphine freigesetzt, die die Weiterleitung der Schmerzimpulse behindern.

Fussreflexzonenmassage gegen die häufigsten Beschwerden

Atemwegsbeschwerden

Alle Atemwegsbeschwerden einschließlich Husten und Erkältungen, Asthma, Bronchitis, Emphyseme und andere chronischen Bronchialbeschwerden sprechen sehr gut auf die regelmäßige Anwendung der Reflexzonenmassage an.

Asthma

Immer mehr Menschen, insbesondere Kinder, leiden unter Asthma. Es ist gekennzeichnet durch pfeifende Atemgeräusche und auf eine Entzündung der Atemwege in den Lungen zurückzuführen. Die Atemwege werden dadurch verengt und die ein- und ausströmende Luft reduziert.

Ursachen
- Allergien, die zum Beispiel durch Pollen, Hausstaub, Pelze, Federn, bestimmte Lebensmittel oder Schadstoffe ausgelöst werden.
- Stress, Angst oder Sorgen könnten einem Anfall vorangehen.

Tipps
- Vermeiden Sie Milchprodukte, da sie die Schleimproduktion steigern.
- Machen Sie täglich Atemübungen. Die meisten Asthmatiker atmen vorrangig aus der Brust heraus und der untere Lungenbereich, der 80 % des Sauerstoffs aufnehmen sollte, wird nicht beansprucht. Legen Sie im Sitzen oder im Liegen eine Hand auf Ihren Bauch und die andere Hand auf Ihre Brust. Atmen Sie ein und zählen Sie dabei bis sechs. Achten Sie darauf, wie sich zunächst Ihr Bauch und dann Ihre Brust mit Luft füllt. Halten Sie den Atem an und zählen Sie bis zwei. Zählen Sie dann bis sechs und atmen Sie dabei aus. Wenn Sie diese Übung richtig ausgeführt haben, wird sich die Hand auf dem Bauch vor der Hand auf der Brust heben.

Reflexzonenmassage

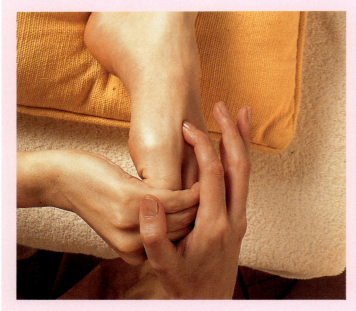

Lungen und Brust

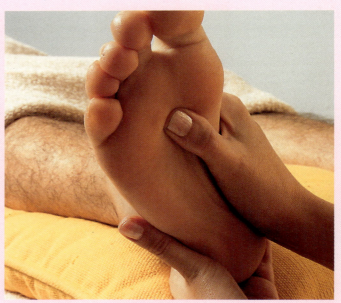

Sonnengeflecht, Zwerchfell

- Lunge und Brust.
- Sonnengeflecht, Zwerchfell: zum Spannungsabbau.
- Nebennieren: bei Allergien.

Fussreflexzonenmassage gegen die häufigsten Beschwerden

Husten, Erkältungen, Infektionen der Atemwege

Erkältungen lassen sich normalerweise nicht vermeiden. Die Reflexzonenmassage eignet sich hervorragend zur Linderung vieler Symptome sowie zur Förderung der Schleimabsonderung und somit zur Vermeidung schlimmerer Krankheiten.

Ursachen
- Übertragung durch Viren. Vor allem Schulkinder haben häufig Husten und Erkältungen, weil sie einer ganzen Reihe von Keimen aus gesetzt und immer in engem Kontakt mit anderen sind.

Tipps
- Essen Sie Knoblauch, der als das „Antibiotikum der Natur" bekannt ist.
- Heiße Gewürze wie Ingwer lösen den Schleim.
- Nehmen Sie täglich Vitamin C zu sich, mindestens ein Gramm zur Vorbeugung von Husten und Erkältungen.

Reflexzonenmassage

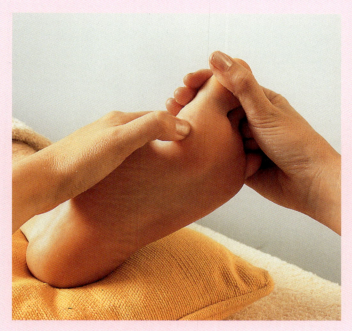

Thymusdrüse

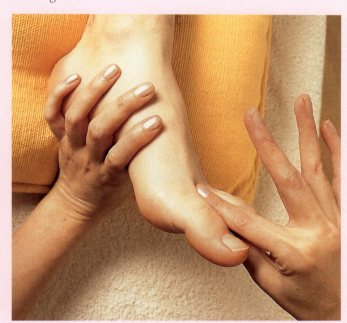

Obere Lymphwege

- Lunge und Brustbereich, um Stauungen aufzulösen.
- Nase.
- Hals.
- Augen.
- Ohren.
- Thymusdrüse: zur Stärkung des Immunsystems.
- Obere Lymphwege.

FUSSREFLEXZONENMASSAGE GEGEN DIE HÄUFIGSTEN BESCHWERDEN

HAUTPROBLEME

Die Reflexzonenmassage kann bei der Linderung von Hautproblemen wie Akne, Ekzemen, Dermatitis und Schuppenflechte hilfreich sein. Sie verbessert die Durchblutung und gibt der Haut einen gesunden Glanz.

Ursachen
- Hormonelles Ungleichgewicht.
- Falsche Ernährung.
- Stress.

Tipps
- Vermeiden Sie Zucker, fette Speisen und Koffein.
- Essen Sie viel Obst und Gemüse.
- Trinken Sie täglich sechs bis acht Gläser Wasser
- Vermeiden Sie Stress.
- Tragen Sie synthetische Stoffe wie Nylon nicht direkt auf der Haut.

Reflexzonenmassage

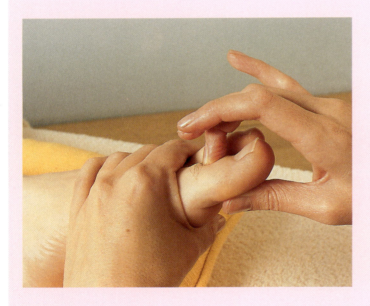

Gesicht

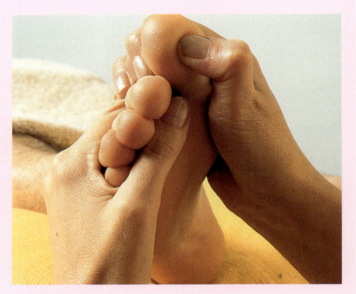

Hirnanhangdrüse

Eine komplette Behandlung regt die Ausscheidung von Toxinen an, besondere Beachtung sollte jedoch folgenden Gebieten geschenkt werden:

- Reflexzonen des betroffenen Gebietes zum Beispiel des Gesichtes.
- Hirnanhangdrüse: zur Regulierung des Hormonhaushalts.
- Nieren: zur Förderung der Ausscheidung.
- Nebennieren: zur Hemmung von Entzündungen.
- Obere Lymphwege: zur Reinigung des Körpers.

Eigenmassage

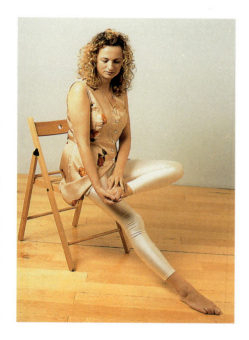

Während die Eigenmassage theoretisch zwar möglich ist, hat eine Massage der eigenen Reflexzonen für gewöhnlich nicht den gleichen Erfolg wie die Partnermassage. Sie können sich nicht vollständig entspannen und demzufolge auch nicht den größten Nutzen aus einer Behandlung ziehen. Manche Reflexpunkte können Sie auch nur sehr schwer erreichen.

Bei der Eigenmassage fehlt auch der Energieaustausch, der bei der Partnermassage erfolgt. Deshalb ist es wesentlich entspannender und heilsamer, Ihre Füße in die Hände eines anderen zu legen. Bestimmte Beschwerden wie zum Beispiel Kopfschmerzen können allerdings durchaus mithilfe der Eigenmassage bestimmter Reflexzonen gelindert werden. Deshalb kann die Eigenbehandlung eine sehr nützliche Methode zur schnellen Linderung verschiedener Beschwerden sein.

Wenn Sie Ihre eigenen Füße massieren, sollten Sie so bequem wie möglich sitzen und sich mit Kissen abstützen. Sie müssen im Schneidersitz sitzen können oder zumindest einen Fuß auf das gegenüberliegende Knie ziehen können, sodass Sie sehen, welche Zonen sie behandeln. Es spielt keine Rolle, ob Sie dabei auf dem Fußboden, einem Bett oder einem Stuhl sitzen.

Die folgenden Behandlungsschritte eignen sich hervorragend zur Entspannung und zur Förderung der allgemeinen Gesundheit. Sie nehmen ungefähr 10 Minuten in Anspruch und können angewendet werden, so oft Sie möchten.

SCHRITT 1 AUSSTREICHEN DES FUSSES ZUR ENTSPANNUNG UND BERUHIGUNG

Streichen Sie den Fuß mit beiden Händen aus, gehen Sie von den Zehen bis zu den Fußknöcheln (1) und wieder zurück (2).

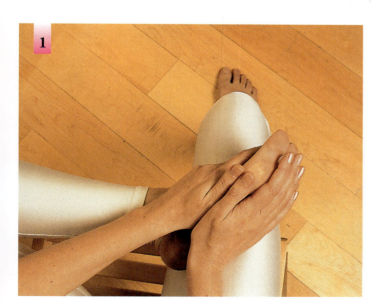
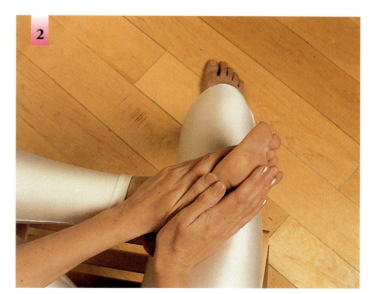

Eigenmassage

Schritt 2 Daumengang auf dem Sonnengeflecht zum Abbau von Stress und Anspannung

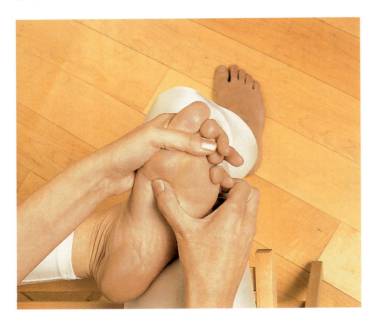

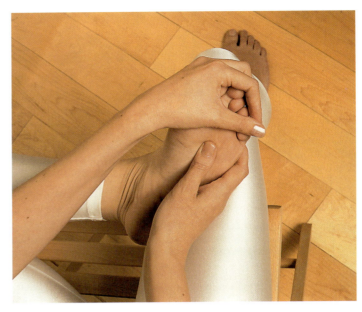

Legen Sie Daumen und Finger Ihrer Stützhand um den Fuß, wobei sich die Finger auf der Oberseite der Zehen befinden und der Daumen an der Unterseite liegt. Führen Sie den Daumengang über der Zwerchfelllinie aus.

Am Reflexpunkt des Sonnengeflechts angekommen, üben Sie leichten Druck aus während Sie einatmen und reduzieren den Druck dann allmählich wieder während Sie ausatmen.

Schritt 3 Die Wirbelsäule

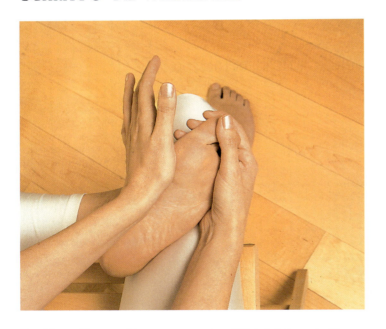

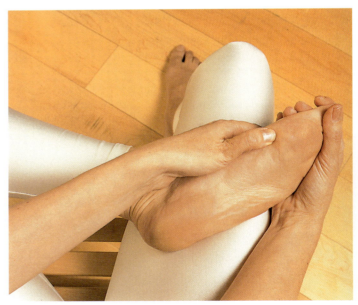

Streichen Sie zur Entspannung der Wirbelsäule mit Ihrem Handballen sanft an der Fußinnenseite entlang.

Führen Sie den Raupengang an der Fußinnenseite von der Fersenbasis bis zur Basis des großen Zehnagels aufwärts aus. Wenn Sie möchten, können Sie diese Bewegung auch in entgegengesetzter Richtung ausführen. Richten Sie Ihr besonderes Augenmerk auf empfindlich reagierende Zonen.

EIGENMASSAGE

SCHRITT 4 HALS UND NACKEN

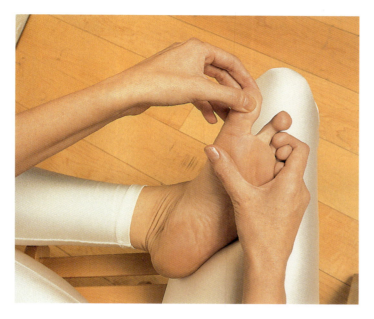

Halten Sie die große Zehe zwischen Daumen und Zeigefinger und kreisen Sie sie zum Spannungsabbau und zur Steigerung der Beweglichkeit des Halses und des Nackens im und gegen den Uhrzeigersinn.

SCHRITT 5 HIRNANHANGDRÜSE

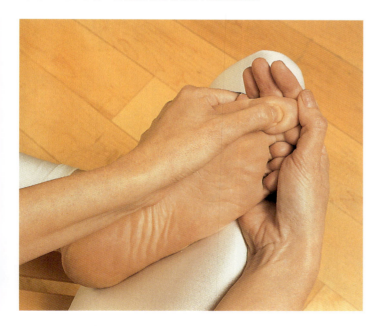

Die Hirnanhangdrüse befindet sich an der Zehenunterseite ungefähr in der Mitte der breitesten Stelle der großen Zehe. Wenden Sie die Hakentechnik mit der äußeren Rundung Ihres Daumens auf dem Reflexpunkt der Hirnanhangdrüse an.

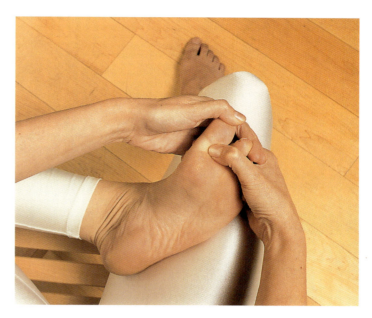

Führen Sie den Daumengang an der Fußsohle von der Basis der großen Zehe aus durch und setzen Sie den Gang auf der Oberseite des Fußes an der Basis der großen Zehe fort.

SCHRITT 6 BRUST UND DICKDARM

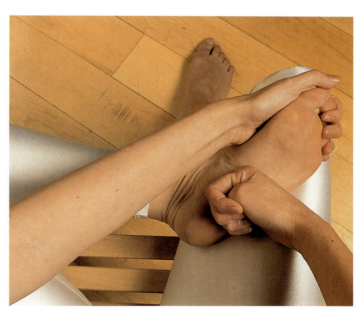

Ballen Sie eine Hand zur Faust und legen Sie sie auf das fleischige Gebiet auf dem Fußballen. Zur Entspannung und zum Abbau von Stauungen im Brustbereich führen Sie kreisende Bewegungen auf dem oberen Fußdrittel aus.
Zur Anregung des Ausscheidungsmechanismus des Dickdarms können Sie das untere Fußdrittel bearbeiten.

EIGENMASSAGE

SCHRITT 7 BEHANDLUNG ANFÄLLIGER ZONEN

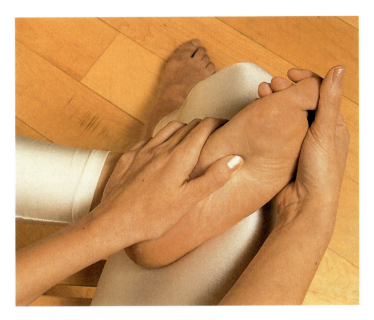

Behandeln Sie jene Zonen die besonderer Aufmerksamkeit bedürfen. Abgebildet sehen Sie hier die Nierenzone; andere Gebiete, die Sie häufig behandeln sollten, sind zum Beispiel die Zonen von Kopf und Gehirn bei Kopfschmerzen sowie die Magenzone bei Verdauungsstörungen. Ratschläge zur Behandlung bestimmter Beschwerden finden Sie in den entsprechenden Kapiteln.

SCHRITT 8 AUSSTREICHEN

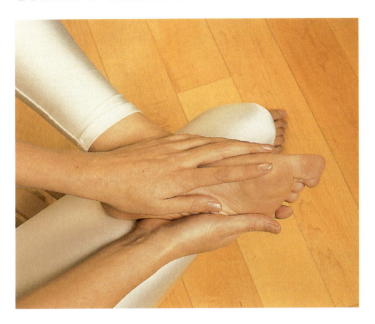

Streichen Sie den Fuß aus, um entstandene Toxine abzuleiten. Wiederholen Sie diese Schrittfolge am anderen Fuß. Nehmen Sie sich dann die Zeit, sich noch mindestens 10–15 Minuten zu entspannen.

DIE PFLEGE IHRER FÜSSE

Die meisten Menschen sind glücklicherweise mit gesunden Füßen zur Welt gekommen. Im Alter (und nicht selten auch schon vorher) stellen sich jedoch häufig Fußprobleme ein. Oft sind wir selbst daran schuld, wenn man zum Beispiel jahrelang schlecht sitzende Modeschuhe trägt.
Unsere Füße sind häufig der am stärksten vernachlässigte Teil unseres Körpers. Jetzt ist es jedoch an der Zeit, dass Sie lernen, Ihre Füße zu pflegen. Ihre Füße werden dann nicht nur gut aussehen, sondern Sie werden sich auch wesentlich gesünder fühlen. Wenn Sie stets bedenken, dass jeder Teil des Fußes einen Teil unseres Körpers in Miniaturformat widerspiegelt, werden Sie Hühneraugen, Hornhaut, Schwielen und Fußpilz fortan unter einem anderen Aspekt betrachten. Beeinträchtigt des Fußpilz zwischen Ihrer zweiten und Ihrer dritten Zehe Ihre Augen? Entstand das Hühnerauge auf der Oberseite Ihrer vierten Zehe vor oder nach Ihren Zahnschmerzen? Kein Wunder, dass Sie Nackenschmerzen haben, wenn man bedenkt, wie gerötet die Haut an der Basis Ihrer großen Zehe ist. Mittlerweile sollten Sie also erkannt haben, dass Sie umsichtig mit Ihren Füßen umgehen sollten.

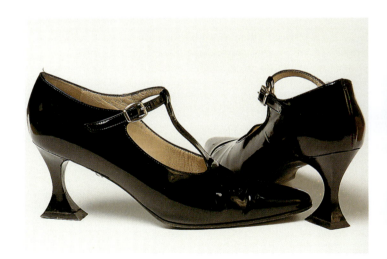

Modeschuhe sind häufig die Ursache von Fußbeschwerden.

FUSSPFLEGETIPPS

Zur Beseitigung von Bakterien sollten Sie Ihre Füße täglich waschen und gründlich trockenreiben, insbesondere zwischen den Zehen. Auf diese Weise können Sie Krankheiten wie Fußpilz vorbeugen und übel riechende Füße vermeiden.

Versuchen Sie folgende Rezepte:

Vielleicht möchten Sie Ihren Fußbädern auch einige Tropfen eines ätherische Öls zugeben. Träufeln Sie sechs Tropfen des Öls in eine Schüssel mit lauwarmem Wassers, bevor Sie Ihre Füße 10–15 Minuten darin baden.

FUSSPILZ
Drei Tropfen Lavendel,
drei Tropfen Myrrhe.

STEIGERUNG DES IMMUNSYSTEMS
Drei Tropfen Zitrone,
drei Tropfen Teebaum.

GESCHWOLLENE FÜSSE
Drei Tropfen Kamille,
drei Tropfen Lavendel.

ZUR STÄRKUNG NACH EINEM ANSTRENGENDEN TAG
Zwei Tropfen Lavendel,
zwei Tropfen Pfefferminze,
zwei Tropfen Rosmarin.

ZUR ANREGUNG VON KREISLAUF UND DURCHBLUTUNG
Zwei Tropfen Geranie,
zwei Tropfen schwarzer Pfeffer,
zwei Tropfen Mandarine.

BEI SPRÖDEN FÜSSEN
Drei Tropfen Benzoe-Siam,
drei Tropfen Patschuli.

KÜHLENDE FUSSCREME
Zu 30 g Creme geben Sie
sieben Tropfen Pfefferminze.

FUSSCREME FÜR SPRÖDE FÜSSE
Zu 30 g Creme geben Sie
drei Tropfen Benzoe-Siam,
zwei Tropfen Myrrhe und
zwei Tropfen Patschuli.

DENKEN SIE DARAN:

- Gehen Sie so oft wie möglich barfuß. Ihren Füßen gefällt es nicht, wenn Sie den ganzen Tag über in Schuhe gezwängt sind. Außerdem beugen Sie dadurch Fußverformungen vor.
- Um ein Einwachsen der Zehnägel zu vermeiden, sollten Sie sie immer gerade schneiden.
- Verwenden Sie an verhärteten Bereichen einen Bimsstein, um abgestorbene Haut zu entfernen und weiteren Verhärtungen vorzubeugen.
- Massieren Sie Ihre Füße regelmäßig mit rein organischen Fußcremes. Aufgrund Ihrer heilenden Eigenschaften können Sie auch qualitativ sehr hochwertige ätherische Öle verwenden. Vermeiden Sie chemische Fußsprays.
- Lassen Sie Ihre Schuhe am Wochenende stehen und gehen Sie barfuß spazieren. Sie fühlen sich erdverbunden und beschwingt zugleich.
- Vermeiden Sie Socken aus synthetischen Materialen wie Nylon, die die Schweißbildung anregen. Tragen Sie stattdessen Baumwoll- oder Wollsocken.
- Machen Sie regelmäßig Fußübungen, damit Sie gesund und beweglich bleiben.

Eigenmassage

Folgende einfache Übungen eignen sich für jeden Tag:

Zur Lockerung Ihrer Füße und zur Ableitung übermäßiger Flüssigkeit im Knöchelbereich halten Sie Ihre Beine waagerecht und kreisen mit Ihren Füßen in beide Richtungen.

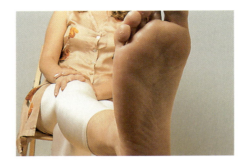
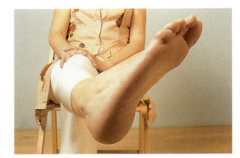

Gehen Sie auf Ihren Zehenspitzen, insbesondere bei Brustprobleme wie Asthma.

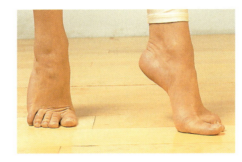

Heben Sie mit Ihren Zehen einen Stift auf. Diese Übung stärkt die Bänder und Sehnen und fördert die Entspannung der Nacken- und Schultermuskulatur.

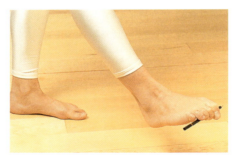

Zur Anregung des Atem- und Verdauungssystems legen Sie einen Ball unter Ihren Fuß und rollen ihn unter Ihrem Fuß entlang.

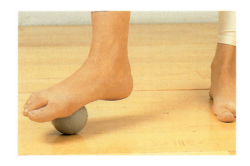
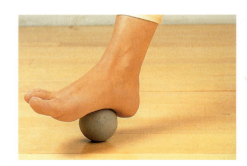

Gehen Sie auf den Fußkanten, um sie beweglich zu halten.

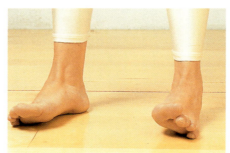

Das weitere Vorgehen

Der Besuch bei einem Reflexzonentherapeuten

Vielleicht möchten Sie sich auch von einem professionellen Reflexzonentherapeuten behandeln lassen. Vergewissern Sie sich, dass es sich dabei um einen qualifizierten Therapeuten handelt, der nicht nur an einem Wochenende an einem Workshop teilgenommen hat. Am besten ist es natürlich, wenn Ihnen jemand einen guten Therapeuten empfiehlt. Gute Therapeuten sind für gewöhnlich sehr gefragt, also sollten Sie sich auf längere Wartezeiten einstellen.

Die erste Behandlung kann bis zu eineinhalb Stunden dauern. Der Reflexzonentherapeut wird eine detaillierte Krankengeschichte erstellen und sich ein Bild von Ihren Lebensgewohnheiten machen. Er wird Ihre Füße gründlich auf mögliche Auffälligkeiten untersuchen, die auf ein Ungleichgewicht einer Reflexzone hindeuten könnten.

Dann wird mit der eigentlichen Behandlung begonnen, die ungefähr 30–45 Minuten dauert. Am Ende der Behandlung wird Ihnen der Therapeut vielleicht zeigen, wie Sie sich zwischen den einzelnen Sitzungen selbst behandeln können, sodass schneller Ergebnisse erzielt werden können.

Der Behandelte fühlt sich nach der Therapie für gewöhnlich sehr leicht und euphorisch und sein Körper nimmt einen warmen Glanz an. Die Reflexzonenmassage ist eine wunderbar entspannende Möglichkeit, die optimale Gesundheit wiederherzustellen!

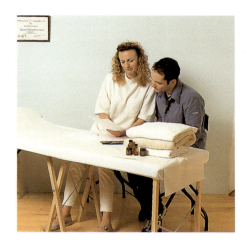

Ein renommierter Fußreflexzonentherapeut wird vor Beginn der Behandlung eine detaillierte Krankengeschichte erstellen.

Professionelle Ausbildungsmöglichkeiten

Sobald Sie sich mit den Techniken dieses Buches vertraut gemacht und diese auch angewandt haben, sollten Sie aufgrund der Ergebnisse, die Sie bei der Behandlung an Ihnen selbst, Ihrer Familie und Freunden erzielt haben, ermutigt sein, die Behandlungen fortzuführen. Ich hoffe, dass die Reflexzonenmassage nun ein wichtiger Bestandteil Ihres Lebens geworden ist. Vielleicht hat Sie dieses Buch aber auch dazu inspiriert, die Reflexzonenmassage auf professioneller Basis anzuwenden.

Das Bild der Reflexzonenmassage hat sich in den vergangenen 20 Jahre grundlegend verändert. Als sie in den 80er-Jahren des 20. Jahrhunderts im Westen langsam bekannt wurde, begegnete man ihr nicht selten mit großer Skepsis. Heute ist die Reflexzonenmassage auf der ganzen Welt bekannt und anerkannt. Zu den Schülern der Reflexzonenmassage zählen Ärzte, Krankenschwestern, Osteopathen, Chiropraktiker, Physiotherapeuten und Psychologen sowie viele Laien ohne tief gehende medizinische Kenntnisse.

Eine anerkannte professionelle Ausbildung in der Reflexzonenmassage dauert mindestens neun Monate und beinhaltet intensive Anatomie- und Physiologiestudien. Der Kurs sollte von einem renommierten Reflexzonenverband anerkannt sein. Manche Ausbildungsstätten stellen am Ende eines Kurses ihre eigenen Zeugnisse aus, die jedoch oft nichts anderes als ein teures, aber wertloses Stück Papier sind, das nicht anerkannt ist.

Sie sollten sich stets über die Qualifikationen des Direktors informieren, der eine qualifizierte Lehrkraft mit mindestens fünf Jahren klinischer Erfahrung sein sollte. Manche Menschen beenden einen Kurs und geben dann gleich selbst wieder Kurse, ohne jemals wirklich mit der Reflexzonenmassage gearbeitet zu haben.

Ein Wort zum Schluss

Alternative Behandlungsmethoden finden heute immer weitere Verbreitung. Die Schulmedizin findet nicht immer eine Erklärung für die Wirkungsweise dieser Methoden, doch die Erfolge sprechen für sich. Wenn man davon ausgeht, dass Gesundheit in einem natürlichen Wechsel von Spannung und Entspannung besteht, so ist die Fußreflexzonenmassage eine ausgezeichnete Methode, um Krankheiten vorzubeugen und zu heilen.

Im Herbst 1999 erscheinen im Karl Müller Verlag weitere Bücher zum Thema alternative Behandlungsmethoden:
Handreflexzonenmassage (3-86070-819-8)
Tai Chi (3-86070-817-1)

Die einzelnen Behandlungen

BEIDE FÜSSE

- Einstimmung auf die Füße

RECHTER FUSS

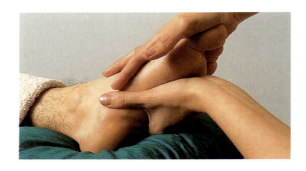

ENTSPANNUNGS-TECHNIKEN

- Ausstreichen.
- Kneten der Mittelfußknochen.
- Abwechselnde Daumenkreise.
- Zickzack-Fußspreiztechnik.
- Wirbelsäulenausstreichen.
- Wirbelsäulendrehung.
- Zehenlockerung.
- Fußkreisen.
- Fußschaukeln.

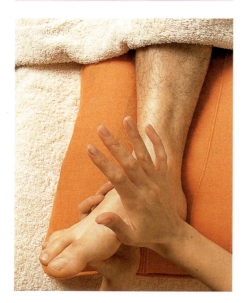

DIE EINZELNEN SCHRITTE

- Sonnengeflecht, Zwerchfell
- Kopf und Gehirnzone: Daumengang an Unter-, Außen- und Innenseite der großen Zehe.
- Hypophyse: Hakentechnik in der Mitte der großen Zehe.
- Gesicht: Fingergang an der Oberseite der großen Zehe.
- Hals, Nacken:
  – Kreisen der großen Zehe.
  – Daumengang über die Unterseite der Basis der großen Zehe.
  – Daumengang über die Oberseite der Basis der großen Zehe.
- Nebenhöhlen: Gang entlang der Mitte und der beiden Seiten der kleinen Zehen.
- Zähne: Fingergang über die Oberseite der Zehen.
- Obere Lymphwege: leichter Druck auf die Zehenzwischenräume.
- Wirbelsäule: Raupengang fußabwärts an der Fußinnenseite. Wiederholung des Raupengangs fußaufwärts.
- Auge und Ohr: Daumengang am Grat an der Zehenbasis. Druck auf den Augenpunkt zwischen 2. und 3. Zehe und auf den Ohrenpunkt zwischen 4. und 5. Zehe.

SCHULTERGÜRTELLINIE BIS ZWERCHFELLLINIE

- Schilddrüse, Nebenschilddrüse, Thymusdrüse: Daumengang auf dem Fußballen unterhalb der großen Zehe. Druck auf den Schilddrüsenpunkt. Die Zone der Nebenschilddrüse liegt links, die der Thymusdrüse rechts der Schilddrüse.
- Lunge, Brust: Daumengang über die Zone der Brust von der Zwerchfelllinie bis zur Schultergürtellinie an der Fußsohle.
- Lunge, Brust, Brustdrüsen: Fingergang über die Fußoberseite von der Zehenbasis bis zur Zwerchfelllinie.

ZWERCHFELLLINIE BIS TAILLENLINIE

- Leber, Gallenblase: Daumengang über die Zone der Leber zwischen Zwerchfelllinie und Taillenlinie. Anwendung der Drehtechnik auf der Zone der Gallenblase.
- Magen, Bauchspeicheldrüse, Zwölffingerdarm: Daumengang von der Fußinnenseite bis zur Fußmitte.
- Nebenniere: Anwendung der Drehtechnik auf die Zone der Nebenniere.

DIE EINZELNEN BEHANDLUNGEN

LINKER FUSS

UNTERHALB DER TAILLENLINIE

- Niere, Harnröhre, Blase: Kreisbewegungen über dem Nierenpunkt, Daumendrehung und Raupengang in Richtung Fußinnenseite zur Blasenreflexzone.
- Dünndarm: Daumengang von der Taillenlinie zur Beckenbodenlinie.
- Bauhin-Klappe, aufsteigender und quer liegender Dickdarm: Hakentechnik auf dem Bauhin-Klappenreflexpunkt. Daumengang den aufsteigenden Dickdarm hinauf, Drehbewegungen auf der rechten Dickdarmkrümmung, Daumengang über den quer liegenden Dickdarm.
- Schulter, Arm, Ellbogen, Hüfte, Knie, Bein: Raupengang an der Fußaußenseite fußaufwärts und fußabwärts.
- Ischiasnerv, Becken: Daumengang fußabwärts an der Achillessehne an der Fußinnenseite über das harte Fersenpolster und an der Achillessehne fußaufwärts an der Fußaußenseite. Bearbeitung des Fersenpolsters auf der Fußsohle mit den Fingerknöcheln.
- Gebärmutter, Prostata: Druckkreise mit dem Zeigefinger auf dem Reflexpunkt zwischen Innenknöchel und Fersenspitze.
- Samenleiter, Eileiter, Lymphknoten der Leistenbeuge: Daumengang vom Innenknöchel quer über den Fußransatz bis zum Außenknöchel und wieder zurück.
- Rechter Eierstock, Hoden: Druckkreise mit dem Zeigefinger auf den Reflexpunkt in der Mitte zwischen Außenknöchel und Fersenspitze.
- Ausstreichen des rechten Fußes.

ENTSPANNUNGSTECHNIKEN

- Ausstreichen.
- Kneten der Mittelfußknochen.
- Abwechselnde Daumenkreise.
- Zickzack-Fußspreiztechnik.
- Wirbelsäulenausstreichen.
- Wirbelsäulendrehung.
- Zehenlockerung.
- Fußkreisen.
- Fußschaukeln.

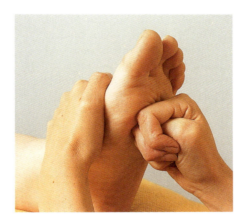

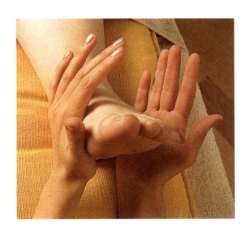

DIE EINZELNEN SCHRITTE

- Sonnengeflecht, Zwerchfell..
- Kopf und Gehirn: Daumengang an Unter-, Außen- und Innenseite der großen Zehe.
- Hypophyse: Hakentechnik in der Mitte der großen Zehe.
- Gesicht: Fingergang an der Oberseite der großen Zehe.
- Hals-, Nacken:
  – Kreisen der großen Zehe.
  – Daumengang über die Unterseite der Basis der großen Zehe.
  – Daumengang über die Oberseite. der Basis der großen Zehe.
- Nebenhöhle: Gang entlang der Mitte und der beiden Seiten der kleinen Zehen.
- Zähne: Fingergang über die Oberseite der Zehen.
- Obere Lymphwege: leichter Druck auf die Zehenzwischenräume.
- Wirbelsäule: Raupengang fußabwärts und fußaufwärts an der Fußinnenseite.
- Auge und Ohr: Daumengang entlang des Grates an der Zehenbasis. Druck auf den Augenpunkt zwischen 2. und 3. Zehe und auf den Ohrenpunkt zwischen 4. und 5. Zehe.

Die einzelnen Behandlungen

Schultergürtellinie bis Zwerchfelllinie

- Schilddrüse, Nebenschilddrüse, Thymusdrüse: Daumengang auf dem Fußballen unterhalb der großen Zehe. Druck auf den Schilddrüsenpunkt. Die Zone der Nebenschilddrüse befindet sich rechts, die der Thymusdrüse links der Schilddrüse.
- Lunge, Brust: Daumengang über die Zone der Brust auf der Fußsohle von der Zwerchfelllinie bis zur Schultergürtellinie.
- Lunge, Brust, Brustdrüsen: Fingergang über die Fußoberseite von der Zehenbasis bis zur Zwerchfelllinie.
- Herz: Daumenkreise im oberem Drittel der Fußsohle. Zeigefingerkreisen auf dem Fußrücken.

Zwerchfelllinie bis Taillenlinie

- Magen, Bauchspeicheldrüse, Zwölffingerdarm: Daumengang von Zone 1 bis Zone 4 von der Zwerchfelllinie bis zur Taillenlinie in horizontalen Linien.
- Milz: Daumengang von Zone 5 bis Zone 4 in horizontalen Linien.
- Nebenniere: Anwendung der Drehtechnik auf den Nebennierenreflexpunkt.

Unterhalb der Taillenlinie

- Niere, Harnröhre, Blase: Kreisbewegungen über dem Nierenpunkt, Daumendrehung und Raupengang zum Blasengebiet.
- Dünndarm: Daumengang in horizontalen Linien von der Taillenlinie zur Beckenbodenlinie.
- Quer liegender, absteigender und s-förmiger Dickdarm: Daumengang den quer liegenden Dickdarm entlang, Gang den absteigenden Dickdarm (Zone 5) hinab, kurz vor der Beckenlinie Daumendrehung nach links zur Ischiaslinie. Kreisbewegungen auf dem Gebiet des s-förmigen Dickdarms, Raupengang in Richtung Blasenreflexzone.
- Schulter, Arm, Ellbogen, Hüfte, Knie, Bein: Raupengang an der Fußaußenseite fußaufwärts und fußabwärts.
- Ischiasnerv, Becken: Daumengang fußabwärts an der Archillessehne an der Fußinnenseite über das harte Fersenpolster und an der Achillessehne fußaufwärts an der Fußaußenseite. Bearbeitung des Fersenpolsters an der Fußsohle mit den Fingerknöcheln.
- Gebärmutter, Prostata: Druckkreise mit dem Zeigefinger auf dem Reflexpunkt zwischen Innenknöchel und Fersenspitze.
- Samenleiter, Eileiter, Lymphknoten der Leistenbeuge: Daumengang vom Innenknöchel quer über den Fußansatz bis zum Außenknöchel und wieder zurück.
- Eierstock, Hoden: Druckkreise mit dem Zeigefinger auf dem Reflexpunkt in der Mitte zwischen Außenknöchel und Fersenspitze.
- Ausstreichen des linken Fußes.

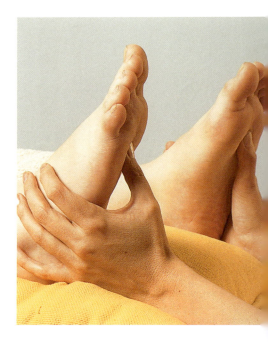

Abschluss

- Rückkehr zu empfindlichen Reflexpunkten.
- Durchführung bevorzugter Entspannungstechniken.
- Leichtes Ausstreichen beider Füße mit den Fingerspitzen.
- Entspannung des Sonnengeflechts.
- Abdecken der Füße und Möglichkeit zur Entspannung.
- Bieten Sie Ihrem Massagepartner ein Glas Wasser an, und ermutigen Sie ihn, in den nächsten 24 Stunden ausreichend zu trinken.

Die Lage der Fussreflexzonen

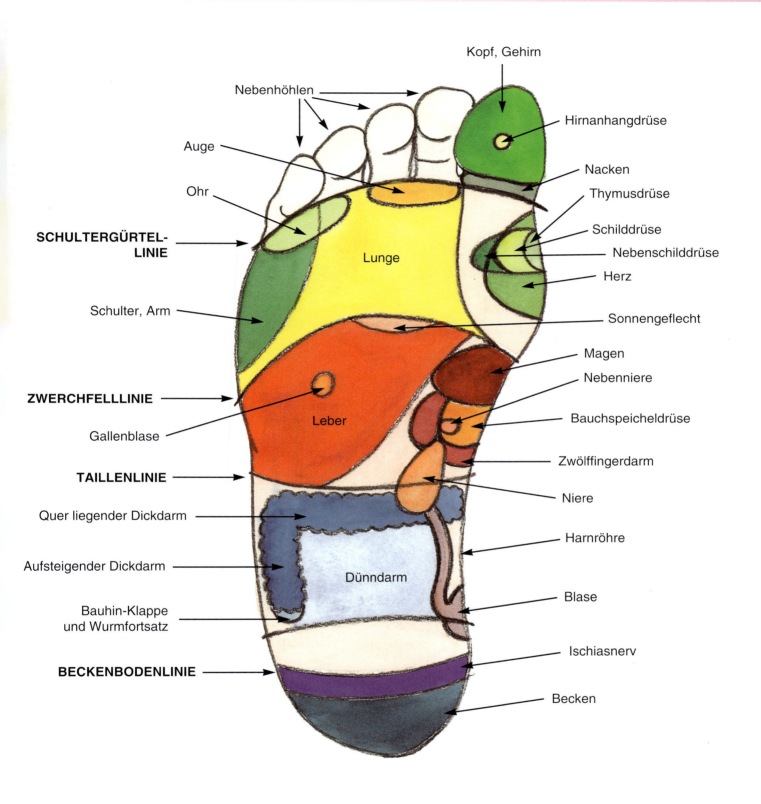

Rechte Fusssohle

Die Lage der Fussreflexzonen

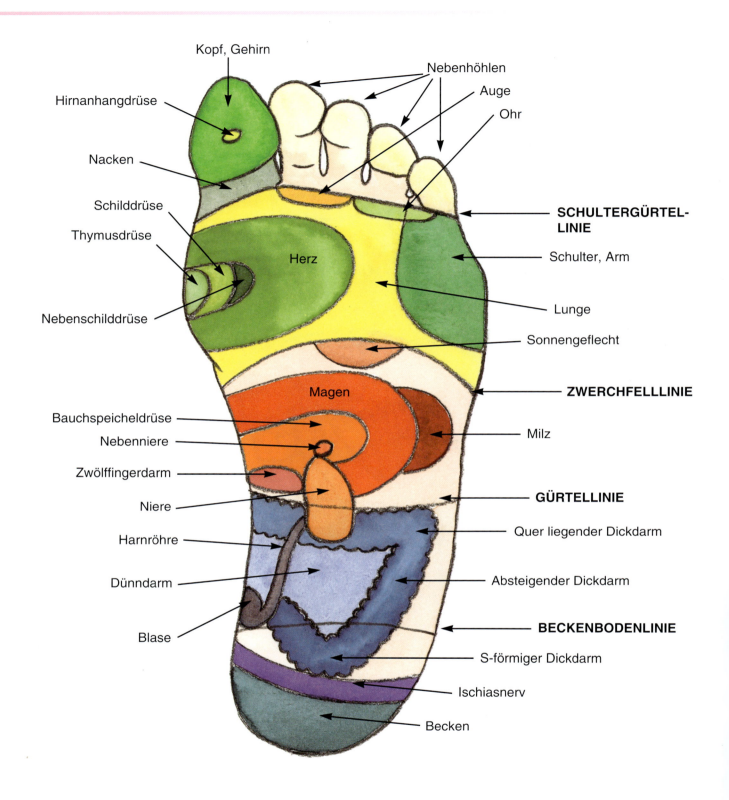

Linke Fusssohle

Die Lage der Fussreflexzonen

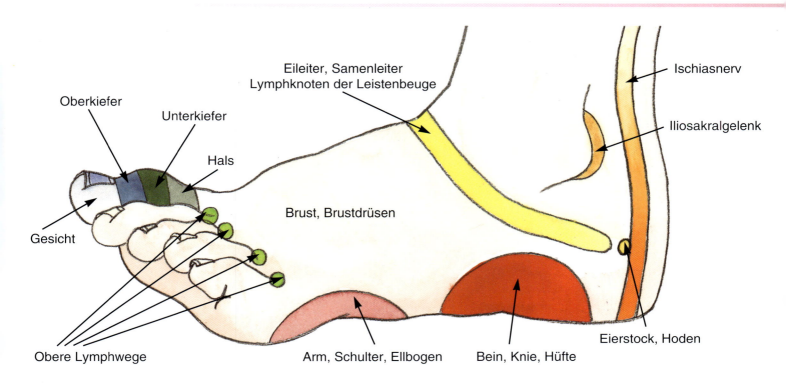

FUSSAUSSENSEITE

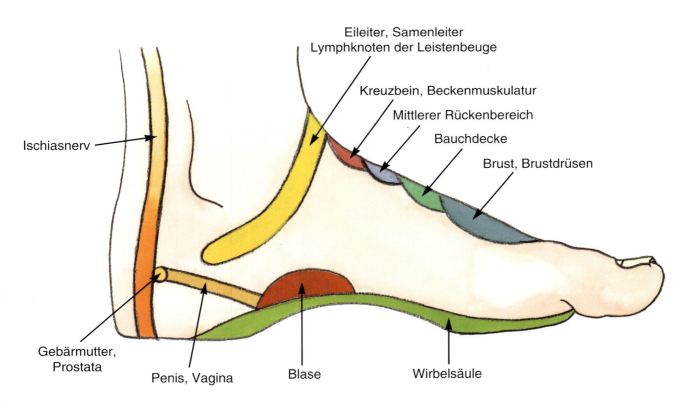

FUSSINNENSEITE

Die Lage der Fußreflexzonen

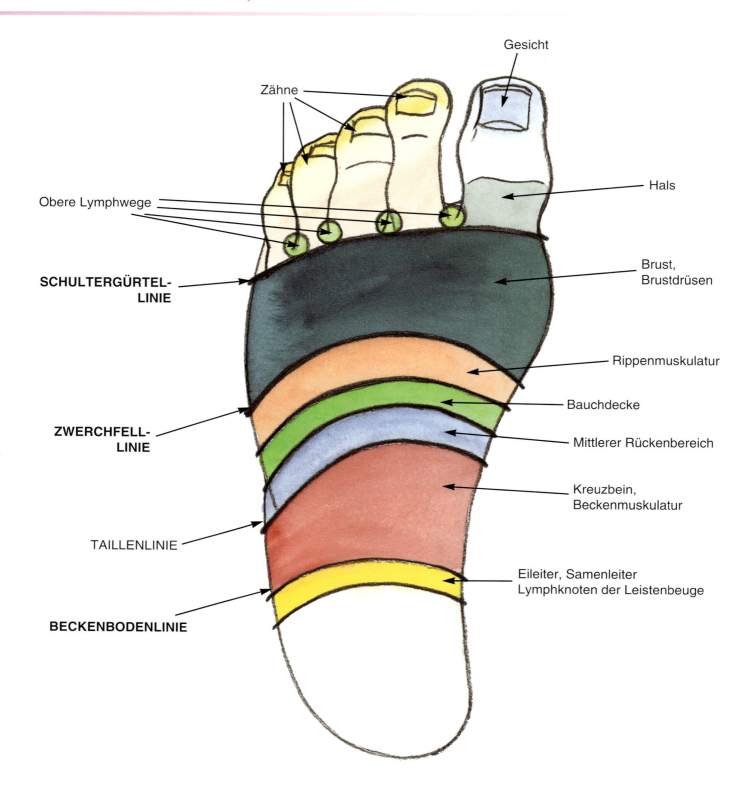

FUSSRÜCKEN

Register

A
Abwechselnde Daumenkreise 25, 27, 34, 36, 58
Achillessehne 53, 77
Ägypten 8
Allergien 41, 48, 63, 72, 91, 94
Angina pectoris 83
Anschwellen der Füße 55, 79
Anspannung 37, 59, 87, 90, 98
Arbeitspositionen 12, 13
Arm 52, 76
Arthritis 6, 43, 48, 52, 65, 72, 76, 92
Aspekte
 lateraler Aspekt 10
 medialer Askpekt 10, 29, 37, 43, 50
Asthma 46, 48, 68, 72, 94, 102
Atemwege, Infektionen der 94, 95
Atemwegsbeschwerden 94
Atmung 46, 68, 80, 83, 84, 102
Augen 39, 44, 61, 66, 81, 90, 91, 95
Ausstreichen 26, 34, 36, 57, 58, 97, 100

B
Bandscheibenprobleme 43, 65
Bauch 35, 49
Bauchspeicheldrüse 16, 35, 48, 71, 85
Bauhin-Klappe 51, 86
Bayley, Doreen 9
Becken 31, 35, 53, 77
Beckenbodenlinie siehe Linien
Behandlungsdauer 33
Behandlungsanzahl 34
Bein 35, 52, 76
Bettnässen 49, 73
Bindehautentzündung 44, 46
Blase 49, 84, 88
Blaseninfektion 49, 73
Bluthochdruck 84
Bowers, Dr. Edwin 8
Bronchitis 46, 68, 94
Brust 35, 43, 46, 68, 69, 82, 82, 83, 84, 89, 94, 95, 102
Brustdrüsen 46
Byers, Dwight 9

C
China 8

D
Daumengang 18, 19, 37, 38, 40, 41, 43, 44, 45, 46, 47, 48, 49, 50, 51, 52, 53, 55, 59, 60, 62, 63, 65, 66, 67, 68, 71, 73, 74, 75, 76, 77, 79, 98, 99
Dickdarm 7, 99
 absteigender Dickdarm 75, 86
 aufsteigender Dickdarm 51, 86
 quer liegender Dickdarm 51, 75, 82, 86
 s-förmiger Dickdarm 75
Dienstmädchenknie 52, 76
Drehtechnik 24, 47, 72
Druckintensität 34
Druckkreise 23, 45, 49, 51, 52, 54, 56, 67, 70, 73, 75, 78
Dünndarm 50, 51, 74, 86
Durchblutung 7, 31, 96
Durchblutungsprobleme 83
Durchfall 51, 75, 86

E
Effleurage siehe Ausstreichen
Eierstöcke 10, 23, 56, 79, 89
Eigenmassage 97, 98, 99, 100, 101, 102
Eileiter 55, 79, 89
Einstimmung auf die Füße 25
Ellbogen 35, 52, 76
Emphyseme 46, 68, 94
Entgiftung 47
Entspannung 7, 11, 15, 34, 37, 59, 80, 89, 97, 98, 99, 100, 102
Entspannung des Kreuzbeinbereichs 32
Entspannung des Sonnengeflechts 32, 99
Entspannungstechniken 25, 34, 35, 36, 58, 59, 80, 83, 84
Entzündungen 48, 72, 92, 93, 96
Erfrischung der Füße 14
Erkältung 6, 46, 68, 91, 94, 95
Erschöpfung 48, 72

F
Fingergang 20, 21, 39, 40, 42, 46, 52, 55, 61, 62, 69
Fitzgerald, Dr. William 8, 9
Fruchtbarkeitsprobleme 54, 56, 78, 79

Fußkreisen 31, 36, 58
Fußschaukeln 31, 36, 58

G
Gallenblase 47, 81, 85, 87
Gallenblasenprobleme 67
Gebärmutter 23, 53, 54, 77, 78, 89
Gedächtnisschwierigkeiten 38, 60
Gedärme 35
Gegenanzeigen 16
Gehirn 38, 60, 82, 90, 93, 100
Gelenke 30, 35, 52, 76, 92
Gelenkprobleme 52, 93
Geschlechtsorgane 35, 55, 79, 89
Gesicht 39, 81, 91, 96
Gewichtsprobleme 45, 67
Glaukom siehe grüner Star
Gleichgewichtsstörungen 44, 66
Grüner Star 44, 66

H
Hakentechnik 22, 39, 44, 61, 66, 99
Hals 12, 29, 30, 35, 40, 43, 62, 95, 98
Hals- und Nackenprobleme 90
Harnblasenentzündung 49, 73, 88
Harnröhre 49, 88
Harnverhaltung 49, 73
Hautprobleme 7, 45, 67, 96
Herz 70, 82, 83, 84
Herzklopfen 45, 67, 70
Heuschnupfen 41, 63, 91
Hirnanhangdrüse 22, 39, 61, 82, 89, 90, 96, 99
Hoden 23, 56, 79
Hormonelle Probleme 39, 61, 88, 89, 90, 96
Hörschwierigkeiten 44, 66
Hüfte 10, 35, 52, 76, 93
Hüftprobleme 53, 77, 93
Husten 46, 68, 94, 95
Hypertonie siehe Bluthochdruck
Hyperventilation 46, 68
Hypophyse siehe Hirnangangdrüse

I
Immunsystem 45, 55, 67, 71, 79, 95
Ingham, Eunice D. 9

REGISTER

Inkontinenz 49, 73
Ischias 53, 77, 93
Ischiasnerv 53, 77, 93

K
Katarrhe 41, 63, 90
Kiefer 39, 61
Kneten der Mittelfußknochen 27, 36, 58
Knie 10, 35, 52, 76, 93
Knochenprobleme 92
Knoten 46, 69
Konzentrationsschwäche 38, 60
Kopf 10, 12, 35, 38, 60, 82, 90, 100
Kopfprobleme 90
Kopfschmerzen 6, 38, 41, 60, 63, 90, 100
Krämpfe 50, 74
Kreislauf 31
Kreislaufprobleme 83
Kreuzbein 12, 31, 53, 77, 88, 12

L
Lage der Fußreflexzonen 107–110
    Fußaußenseite 109
    Fußinnenseite 109
    linke Fußsohle 108
    Fußrücken 110
    rechte Fußsohle 107
Längszonen 9
Lateraler Aspekt siehe Aspekte
Leber 10, 47, 82, 83, 85, 87, 90
Leberprobleme 87
Lethargie 45, 67
Linien
    Beckenbodenlinie 9, 10, 50, 51, 74, 75
    Schultergürtellinie 9, 10, 44, 46, 68, 70
    Taillenlinie 9, 10, 47, 48, 49, 50, 51, 71, 72, 74, 75
    Zwerchfelllinie 9, 10, 32, 37, 45, 46, 47, 48, 59, 67, 68, 69, 70, 71, 80, 98
Lunge 10, 35, 46, 68, 82, 83, 84, 94, 95
Lymphknoten der Leistenbeuge 55, 79

M
Magen 35, 48, 71, 100
Magengeschwüre 48, 71
Magenkrämpfe 48, 71
Magenprobleme 48, 71, 85
Mandeln 40, 62
Marquardt, Hanne 9
Mastdarm 53, 77, 86
Medialer Aspekt siehe Aspekte
Menopause 45, 54, 56, 67, 78, 79, 89
Menstruation 54, 78, 79, 89
Menstruationsprobleme 6, 54, 56, 78, 89
Migräne 38, 60, 90

Milz 10, 71
Mittelohrentzündung 44, 66
Mund 39, 61
Muskeln 31
Muskelprobleme 92, 93

N
Nacken 10, 29, 30, 35, 40, 62, 90, 93, 99, 102
Nackenschmerzen 93
Nase 15, 39, 61, 95
Nasenbeschwerden 91
Nebenhöhlen 41, 63, 91
Nebennieren 48, 72, 83, 84, 85, 86, 88, 91, 92, 93, 94, 96
Nebenschilddrüse 40, 45, 62, 67
Nervöse Störungen 48, 72
Nervosität 45, 67
Neuralgien 39, 61
Nieren 7, 10, 24, 35, 49, 81, 84, 88, 89, 96, 100

O
Obere Lymphwege 35, 42, 64, 82, 95, 96
Ohren 44, 66, 81, 91, 95
Ohrenschmerzen 44, 66
Ohrgeräusche 44, 66

P
Panikanfälle 46, 68
PMS (prämenstruelles Syndrom) 46, 54, 69, 78, 89
Prostata 23, 53, 54, 78
Prostataprobleme 54, 77, 78
Punktuelle Druckkreise 23

Q
Querzonen 9, 10

R
Raupengang siehe Daumengang
Reaktionen 15
Reflexzonen siehe Lage der Reflexzonen
Reizkolon 51, 75, 86
Riley, Dr. Joseph Selby 9
Rücken 29, 30, 98
Rückenprobleme 6, 43, 65, 93

S
Samenleiter 55, 79
Schilddrüse 35, 40, 45, 62, 67
Schilddrüsenprobleme 45, 67
Schlafstörungen 6
Schritte der Fußreflexzonenmassage 33–80
    linker Fuß 58–80
    rechter Fuß 36–57

Schulter 10, 12, 15, 30, 35, 52, 76, 90, 93, 102
Schultergürtellinie siehe Linien
Schulterschmerzen 93
Schwindel 44, 66
Sehschwierigkeiten 44, 66
Sodbrennen 85
Sonnengeflecht 32, 37, 59, 80, 82, 83, 84, 85, 86, 89, 90, 92, 94, 98
Sportverletzungen 52
Stress 6, 47, 83, 84, 85, 86, 88, 89, 90, 94, 96, 98
Stimmbänder 40, 62
Stütztechnick 17

T
Taillenlinie siehe Linien
Tennisellbogen 52, 76
Thymusdrüse 45, 67, 95
Toxine 7, 15, 34, 55, 57, 79, 80, 90, 92, 96

U
Übelkeit 90
Überblick über die einzelnen Behandlungen 104–106
Übersäuerung 48, 71
Urogenitalbereich 88

V
Verdauungsprobleme 6, 50, 74, 85
Verdauungsstörungen 48, 71, 85, 100
Verspannung 90
Verstopfung 51, 75, 86, 99

W
Wirbelsäule 6, 10, 29, 30, 35, 43, 52, 65, 82, 89, 90, 93, 98
Wirbelsäulenausstreichen 36, 58
Wirbelsäulendrehung 30, 36, 58
Wirbelsäulenfächern (Wirbelsäulenstreichen) 29

Z
Zähne 39, 42, 61, 64
Zahnfleisch 39, 42, 61, 64
Zahnschmerzen 15, 42, 64
Zehenlockerung 36, 58
Zickzack-Fußspreiztechnik 28, 36, 58
Zonentherapie 8, 9
Zwerchfell 10, 37, 59, 81, 83, 84, 94
Zwerchfelllinie siehe Linien
Zwölffingerdarm 48, 71, 85, 87
Zysten 56, 79

Vielen Dank den Modellen:
Anna, Lucille und Adam.